江苏省医学会儿科学分会、江苏省医学创新团队组织撰稿（编号：CXTDA2017022）

江苏省社会发展——临床前沿技术资助（编号：BE2017719）

 中国医学临床百家

夏正坤／著

儿童肾病综合征
夏正坤 2019 观点

U0333313

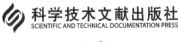

科学技术文献出版社
SCIENTIFIC AND TECHNICAL DOCUMENTATION PRESS

·北京·

图书在版编目（CIP）数据

儿童肾病综合征夏正坤2019观点 / 夏正坤著. —北京：科学技术文献出版社，2019.4（2022.7重印）

ISBN 978-7-5189-5313-4

Ⅰ.①儿… Ⅱ.①夏… Ⅲ.①小儿疾病—肾病综合征—诊疗 Ⅳ.① R726.92

中国版本图书馆 CIP 数据核字（2019）第 049023 号

儿童肾病综合征夏正坤2019观点

策划编辑：彭　玉　　　责任编辑：彭　玉　　　责任校对：张吲哚　　　责任出版：张志平

出 版 者　科学技术文献出版社
地 　 址　北京市复兴路15号　　邮编　100038
编 务 部　（010）58882938，58882087（传真）
发 行 部　（010）58882868，58882870（传真）
邮 购 部　（010）58882873
官方网址　www.stdp.com.cn
发 行 者　科学技术文献出版社发行　全国各地新华书店经销
印 刷 者　北京虎彩文化传播有限公司
版 　 次　2019 年 4 月第 1 版　2022 年 7 月第 6 次印刷
开 　 本　710×1000　1/16
字 　 数　108千
印 　 张　12
书 　 号　ISBN 978-7-5189-5313-4
定 　 价　98.00元

序
Foreword

韩启德

　　欧洲文艺复兴后，以维萨利发表《人体构造》为标志，现代医学不断发展，特别是从 19 世纪末开始，随着科学技术成果大量应用于医学，现代医学发展日新月异，发生了根本性的变化。

　　在过去的一个世纪里，我国现代化进程加快，现代医学也急起直追。但由于启程晚，经济社会发展落后，在相当长的时期里，我国的现代医学远远落后于发达国家。记得 20 世纪 50 年代，我虽然生活在上海这个最发达的城市里，但是母亲做子宫切除术还要到全市最高级的医院才能完成；我患猩红热继发严重风湿性心包炎，只在最严重昏迷时用过一点青霉素。20世纪60—70年代，我从上海第一医学院毕业后到陕西农村基层工作，在很多时候还只能靠"一根针，一把草"治病。但是改革开放仅仅30多年，我国现代医学的发展水平已经接近发达国家。可以说，世界上所有先进的诊疗方法，中国的医生都能做，有的还做得更好。更为可喜的是，近年来我国医学界开始取得越来越多的原创性成果，在某些点上已经处于世界领先地位。中国医生已经不再盲从发达国家的疾病诊疗指南，而能根据我们自己的经验和发现，根据我国自己的实际情况制定临床标准和规范。我们越来越有自己的东西了。

要把我们"自己的东西"扩展开来，要获得越来越多"自己的东西"，就必须加强学术交流。我们一直非常重视与国外的学术交流，第一时间掌握国外学术动向，越来越多地参与国际学术会议，有了"自己的东西"也总是要在国外著名刊物去发表。但与此同时，我们更需要重视国内的学术交流，第一时间把自己的创新成果和可贵的经验传播给国内同行，不仅为加强学术互动，促进学术发展，更为学术成果的推广和应用，推动我国医学事业发展。

我国医学发展很不平衡，经济发达地区与落后地区之间差别巨大，先进医疗技术往往只有在大城市、大医院才能开展。在这种情况下，更需要采取有效方式，把现代医学的最新进展以及我国自己的研究成果和先进经验广泛传播开去。

基于以上考虑，科学技术文献出版社精心策划出版《中国医学临床百家》丛书。每本书涵盖一种或一类疾病，由该疾病领域领军专家撰写，重点介绍学术发展历史和最新研究进展，并提供具体临床实践指导。临床疾病上千种，丛书拟以每年百种以上规模持续出版，高时效性地整体展示我国临床研究和实践的最高水平，不能不说是一个重大和艰难的任务。

我浏览了丛书中已经完稿的几本书，感觉都写得很好，既全面阐述有关疾病的基本知识及其来龙去脉，又介绍疾病的最新进展，包括笔者本人及其团队的创新性观点和临床经验，学风严谨，内容深入浅出。相信每一本都保持这样质量的书定会受到医学界的欢迎，成为我国又一项成功的优秀出版工程。

《中国医学临床百家》丛书出版工程的启动，是我国现代医学百年进步的标志，也必将对我国临床医学发展起到积极的推动作用。衷心希望《中国医学临床百家》丛书的出版取得圆满成功！

是为序。

作者简介

Author introduction

夏正坤，东部战区总医院（原南京军区南京总医院）儿科主任，主任医师，博士生导师。江苏省领军医学人才，澳大利亚新南威尔士大学附属悉尼儿童医院高级访问学者。主要从事儿童难治性肾脏疾病、血液净化、危重症疾病、血管炎与夜遗尿等临床医疗与科研工作。

学术任职：中华医学会儿科学分会委员，第16届中华医学会儿童肾脏病学组副组长，中国医师协会儿科医师分会委员，江苏省医学会儿科学分会主任委员，全军儿科专业委员会副主任委员，全军、江苏省儿童肾脏学组组长等；《中华儿科杂志》《医学研究生学报》《临床儿科杂志》《国际儿科学杂志》《现代医学》等编委。

负责国家自然科学基金课题3项、国家"十五"科技攻关课题1项、全军重点基金课题2项、江苏省重点医学人才基金课题1项，以及江苏省医学创新团队、江苏省重点研发项目与南京市重点专科等课题，科研经费达1000万。获总后卫生部全军医疗成果二等奖3项等。发表SCI论文17篇、国内核心期刊论文126篇、专家论坛评论21篇，主编著作6本、参编著作7本等。被评为第一届南总十佳青年、南京军区卫生系列

"181"学科带头人、优秀党务工作者、优秀共产党员、第二军医大学优秀教师、军区优秀中青年科技人才、南京军区卫生系列"122工程"学科带头人、江苏省医学重点人才,享受军队优秀专业技术人才岗位津贴。2008年担任安徽亳州手足口病队长与首席专家。2011年,其成功救治69天无尿的急性肾功能不全患儿的事迹被中央电视台新闻联播与国内主流媒体报道,创造了医学史上的奇迹。

主要学术贡献:①负责国内《激素耐药型肾病综合征诊治循证指南》《急性肾小球肾炎的循证诊治指南》《儿童血浆置换在 ANCA 中临床应用专家共识》的制定。②率先在国内创新性应用与推广新型免疫抑制剂,如他克莫司、咪唑立宾等治疗儿童肾病,已在儿童难治性肾病中取得较好的疗效与应用。③在国内最早进行儿童局灶性节段性肾小球硬化诊疗策略的优化研究,建立了精准化诊疗方案。④负责国内第一本《儿童遗尿症诊疗规范》的撰写。⑤为给乡镇卫生院与村卫生室人员提供标准化的培训资料,主编《乡镇卫生院内儿科知识培训手册》《村卫生室人员内儿科知识培训手册》,由科学技术文献出版社出版。⑥主编《儿童肾病综合征百问百答》《儿童肾病知多少》科普书籍,帮助患儿与家长掌握肾脏病的科学知识,使其树立起战胜疾病的信心。

前 言

Preface

目前，我国有 300 万儿童患有不同类型的肾脏疾病，且发病率呈逐年上升趋势。随着疾病谱的改变，我国慢性儿童肾病发病率呈快速上升趋势。早期发现可提高肾脏疾病患儿的诊断与治疗水平。预防及延缓尿毒症的发生是当前儿童肾病医护人员迫切需要解决的问题。儿童肾脏病大多数可以治愈，但也有一部分因延误治疗或治疗方法不当使病情迁延、反复，最终发展为慢性肾功能衰竭。因此，对这些患儿的治疗，医生、患儿、家属之间必须密切配合，要有足够的耐心和信心，采取诱导、巩固、维持的治疗指导方案，最终大部分患儿能够达到痊愈。

本书依据《改善全球肾脏病预后组织（Kidney Disease Improving Global Outcomes，KDIGO）指南》（简称 KIDGO 指南，国际肾脏病学会发表）《儿童激素敏感、复发／依赖肾病综合征诊治循证指南（2016）》《激素耐药型肾病综合征诊治循证指南（2016）》，结合大量的临床循证医学证据，以专题的形式介绍了肾病综合征流行病学、发病机制、临床表现、诊断、治疗、难治性肾病相关诊疗科普问题、肾病综合征儿童疫苗接种策略、肾病综合征典型和疑难病例、有关肾病综合征的诊治故事等，特别对儿童肾病综合征常见的争议问题提出了指导和建议，反映了国际和国内临床、科研的最新成果，为儿童肾脏专科医师提供了临床依据，可供儿科临床、教学、科研工作者参考。

东部战区总医院儿科是全军儿童肾脏病创新研究基地、江苏省医学创新团队、江苏省重点研发项目团队、江苏省卫生健康委员会儿童肾病大数据示范中心及南京市重点专科，率先在国内开展儿科肾活检技术（最小年龄仅27天），儿童肾脏病诊疗水平处于全国前列。

本书的特色在于新，但不脱离实际；注重临床实践，不强求面面俱到，尽量汇集已应用于临床或有应用前景的临床经验和研究结果。

在此感谢为本书撰写提供大量素材的何旭医生、高春林医生、蒋小云医生、杨帆医生、芮淑敏与卢玫医生，感谢为本书整理病例的何旭医生与杨晓医生。本书编写凝聚了东部战区总医院儿科医生们的智慧和热心，力求严谨求实、概念准确、内容前沿、简明易懂及科学实用。

由于编写时间有限，编写过程中难免存在不足之处，欢迎读者在使用过程中提出宝贵的意见，给予指正。

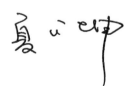

目 录

Contents

流行病学：亚洲人种中儿童肾病综合征发病率在升高

1. 肾病综合征在亚洲人种中的流行性明显高于其他人种

儿童特发性肾病综合征（idopathic nephritic syndrome，INS）是儿科最常见的肾脏疾病之一，其发病率仅次于急性肾小球肾炎，为儿童第二大肾脏疾病。INS 是一组由多种病因引起的肾小球滤过膜对血浆蛋白通透性增高，大量血浆蛋白自尿中丢失，导致一系列病理生理改变的临床综合征。临床表现的四大特征：①大量蛋白尿；②低白蛋白血症；③高脂血症；④不同程度的水肿。以①、②两项为必备条件。

国际儿童肾脏病研究（International Study of Kidney Disease in Children，ISKDC）数据调查显示，肾病综合征的发生率为

（2 ～ 7）/100 000。日本 INS 发病率为 6.49/100 000，是高加索人发病率的 4 倍。中国台湾最近的一次调查显示肾病综合征发病率从 9.91/100 000 下降到 3.36/100 000。英国的一次对不同种族肾病综合征发病率的回顾性调查显示，亚洲、欧洲和加勒比海黑人的发病率分别为 16/100 000、2.6/100 000 和 3.1/100 000。我国 19 个省 27 个市 2 个自治区和 4 个直辖市的 37 所协作医院的统计资料显示，原发性肾病综合征（primary nephrotic syndrome，PNS）约占同期泌尿系统疾病住院患儿总数的 20%。最近 10 年我国慢性儿童肾病发病率呈快速上升趋势。我国部分省、市医院住院患儿统计资料显示：INS 占儿科住院泌尿系疾病患儿的 21% ～ 31%。由此可见，肾病综合征在亚洲人种中的流行性明显高于其他人种。儿童肾病综合征的发病年龄主要集中在 2 ～ 5 岁，并且与性别存在着一定的相关性，男性的发病率明显高于女性，男女比例波动在（1.91 ～ 3.36）∶ 1。

2. 肾病综合征的诊断和治疗仍然面临各种难题

随着糖皮质激素和免疫抑制剂的应用，肾病综合征的预后得到了明显改善，死亡率从 70% 下降到 3%。然而，由于特发性肾病综合征的具体病因至今未明，并且感染等因素引起的频繁复发、激素依赖、激素耐药、并发症等，使得肾病综合征在诊断和治疗方面仍然面临各种难题。

国际儿童肾脏病研究调查结果显示，80% ～ 90% 的 INS 对激素治疗敏感，然而 60% ～ 80% 出现复发，并且大于 60% 的儿童出现的复发次数大于 1 次，频繁复发的状况将在青春期得到明显改善。

肾病综合征并发症的存在是影响疾病恢复的一个重要因素，除感染、高凝状态与血栓外，急性肾损伤（acute kidney injury，AKI）已经引起学者们的关注，其在儿童肾病综合征的并发症中并不罕见。据报道，最近 AKI 的发生率明显升高。据北美最近一项涉及 17 所医院的回顾性调查显示，在住院的肾病综合征儿童中，肾病综合征合并肾损伤的发生率高达 50%，研究者认为，AKI 应该作为继感染、高凝状态与血栓之后儿童肾病综合征的第三大并发症。

大多数儿童肾病综合征的预后是乐观的，然而在各种因素的影响下，部分儿童肾病综合征最终仍不可避免的发展为终末期肾病（end stage renal disease，ESRD）。特别是病理类型为局灶性节段性肾小球硬化（focal and segmental glomerulosclerosis，FSGS）的肾病综合征儿童，激素耐药导致蛋白尿不能消失或频繁出现，以及二线药物的应用对肾小球和肾小管的反复损伤增加了 ESRD 的风险。一项对儿童肾病综合征长达 13 年的追踪调查显示：3.6% 的原发性肾病综合征儿童最终发展为 ESRD，高发病年龄、急性肾损伤、持续性大量蛋白尿、高血压脑病及病理类型为 FSGS 是预后不好的独立危险因素。

（卢　玫）

中国医学临床百家

参考文献

1. Cuzzoni E，De Iudicibus S，Franca R，et al.Glucocorticoid pharmacogenetics in pediatric idiopathic nephrotic syndrome.Pharmacogenomics，2015，16（14）：1631-1648.

2. Jellouli M，Brika M，Abidi K，et al.Nephrotic syndrome in children: risk factors for steroid dependence.Tunis Med，2016，94（7）：401-405.

3. Kikunaga K，Ishikura K，Terano C，et al.High incidence of idiopathic nephrotic syndrome in East Asian children: a nationwide survey in Japan（JP-SHINE study）.Clin Exp Nephrol，2017，21（4）：651-657.

4. Chang JW，Tsai HL，Yang LY，et al.Epidemiology and predictors of end-stage renal disease in Taiwanese children with idiopathic nephrotic syndrome.J Epidemiol，2012，22（6）：517-522.

5. Andolino TP，Reid-Adam J.Nephrotic syndrome.Pediatr Rev，2015，36（3）：117-125.

6. Trautmann A，Bodria M，Ozaltin F，et al.Spectrum of steroid-resistant and congenital nephrotic syndrome in children: the PodoNet registry cohort.Clin J Am Soc Nephrol，2015，10（4）：592-600.

7. Rheault MN，Wei CC，Hains DS，et al.Increasing frequency of acute kidney injury amongst children hospitalized with nephrotic syndrome.Pediatr Nephrol，2014，29（1）：139-147.

8. Rheault MN，Zhang L，Selewski DT，et al.AKI in children hospitalized with nephrotic syndrome.Clin J Am Soc Nephrol，2015，10（12）：2110-2118.

9. Laurin LP，Gasim AM，Poulton CJ，et al.Treatment with Glucocorticoids or Calcineurin Inhibitors in Primary FSGS.Clin J Am Soc Nephrol，2016，11（3）：386-394.

10. Karp AM，Gbadegesin RA.Genetics of childhood steroid-sensitive nephrotic syndrome.Pediatr Nephrol，2017，32（9）：1481-1488.

11. Jiang L，Hindmarch CC，Rogers M，et al.RNA sequencing analysis of human podocytes reveals glucocorticoid regulated gene networks targeting non-immune pathways.Sci Rep，2016，6:35671.

发病机制：足细胞是维持肾小球滤过膜结构和功能的重要细胞，也是研究的热点

口服糖皮质激素是目前临床治疗肾病综合征的首选用药，80%～90%的患者经激素治疗后病情可以缓解。尽管如此，仍有10%～20%的患者对糖皮质激素的治疗不敏感。由于激素治疗无法解决患儿频繁复发及耐药的问题，需要联合免疫抑制剂（包括钙神经蛋白抑制剂、环磷酰胺、利妥昔单抗等）治疗。而疾病长期无法缓解的部分患儿常与并发症（如感染、血栓、AKI、电解质紊乱等）的发生风险相关，因此，积极探索肾病综合征的发病机制对于评估疾病及寻找新的治疗方法和靶点都至关重要。

3. 肾病综合征发病机制的表观遗传学研究进展

表观遗传修饰的主要方式包括 DNA 甲基化、组蛋白修饰、染色体重塑、微小 RNA 等，这些修饰不改变遗传编码信息，通过环境因素和细胞内遗传物质的相互作用影响基因的表达和改变表观遗传性状。

（1）基因组甲基化对肾病综合征的影响

作为一种重要且稳定的表观遗传修饰，DNA 甲基化在调控基因表达、维持基因稳定性、胚胎发育等方面发挥着重要的生物学作用，其与发育和多种疾病的发生都有密切的关联。DNA 甲基化是在甲基化转移酶（DNA-methyltransferase，DNMT）的作用下，在胞嘧啶的第 5 位碳原子上以共价结合方式添加一个甲基，这是最早发现的一种基因表观遗传方式之一，可以存在于所有高等动物体内。近年来的研究发现，DNA 甲基化主要存在于基因的启动子区域和 CpG 岛，而超过 50% 的启动子区域含有 CpG 岛，其异常甲基化常伴随着疾病的发生。

有研究表明，*ACE-1* 基因的甲基化状态可以调控体内血管紧张素转化酶的表达。另一项研究发现 *KLF4* 基因的甲基化状态可以影响足细胞的表型与功能，而其在足细胞内表达减少会导致 nephrin 启动子区域高度甲基化，进而造成 nephrin 蛋白表达减少，引起蛋白尿和相关的肾脏疾病，这种作用可以被血管紧张素受体阻滞剂（ARB）逆转。在另一项关于微小病变型肾病综合征患者的研究中，也发现这些患者存在广泛的基因组甲基化。Reddy 等的研究表明，DNA 甲基化及组蛋白修饰在肾脏疾病的发生发展中发挥着重要的调节作用。还有研究显示，大鼠胚胎时期 *WT1* 基因异常甲基化可能是其成年期发生蛋白尿的重要机制之一。而儿童激素耐药型肾病综合征患者存在着广泛的基因组甲基化表现，这提示基因组甲基化在肾病综合征的发病过程中发挥着调节作用，特别是与激素耐药的产生之间关系非常密切。此前有大量研究表明基因组甲基化水平与疾病产生耐药性有关，但是这类研究多集中于肿瘤领域，但是随着 DNA 甲基化作为一种疾病调控机制，其在疾病发生发展过程中发挥的作用越来越受到重视。作为新的研究热点，DNA 甲基化为疾病的治疗和新药的研制提供了新的思路与空间，也将为肾脏疾病的治疗带来新的希望。

（2）微小核糖核酸（microRNA）对肾病综合征的影响

MicroRNA 是一种内源性、长度为 22 ～ 24 个核苷酸的RNA 分子，其能在基因转录后水平调控基因表达，在维持机体正常生理功能的过程中发挥着重要的作用，参与调节超过一半蛋白质编码基因。1993 年，第 1 个 microRNA—lin-4 在线虫中被发现，随后在诸多动物及人体内均发现了多种 microRNA，根据生物信息分析及实验验证结果估计，大部分动物体内都有数百种 microRNA 编码基因，而人类至少可以合成 1000 种 microRNA。microRNA 在细胞内合成，随后可以靶向作用于目标 mRNA 的 3'

非翻译区发挥功能，诱导 mRNA 的降解或阻遏功能蛋白的降解，在维持机体正常生理功能的过程中发挥重要的作用。MicroRNA 与足细胞病变及肾小球硬化的关系非常密切，有研究表明小鼠的肾小球足细胞株可以表达多种 microRNA。近年来的研究发现 microRNAs 在维持肾脏正常功能及肾脏疾病的病理生理过程中发挥着重要作用，特别是关于 miR-30a 在肾脏疾病中的作用越来越受到重视。

miR-30 家族共有 5 种亚型，从 miR-30a 到 miR-30e，该家族成员在诸多研究中被证实发挥广泛的生物功能，其中关于 miR-30a 的研究较多，其编码序列位于 6 号染色体 1 区 3 带，在人体肾脏组织中的含量明显高于其他器官，主要表达于肾脏导管上皮细胞和足细胞。近年来，研究表明 miR-30a 在肾脏疾病中的表达量与足细胞的损伤和凋亡相关，并且能够通过下调 NFATC3 抑制足细胞损伤过程中发生的上皮间质转化（EMT）。众所周知，EMT 是纤维化发生的重要标志，而肾脏的纤维化是各种慢性肾脏疾病进展至终末期的必然结果。

动物实验表明，敲除 *Dicer* 基因的小鼠胚胎，全部的 microRNAs 生物起源均被抑制，胚胎无法存活，在 7.5d 内死亡。为研究 microRNAs 在肾脏特别是足细胞生理过程中的作用，Scott J Harvey 等利用转基因技术敲除小鼠足细胞中的 *Dicer* 基因，足细胞发生去分化，并出现明显畸形，如足突融合、细胞质空泡化、肥大及新月体形成等，小鼠在出生 3 周左右出现大量蛋白尿，并很快发展为终末期肾病。这种突变的足细胞不能合成成熟的 microRNAs，经鉴定主要表现为不表达 miR-30a。而主要表达于肾小球上皮细胞及系膜细胞中的 miR-126 及 miR-145 则基本没有变化。因此，miR-30a 的正常表达对维持小鼠足细胞发育过程中的正常功能和形态是至关重要的。此外，Raman A 等在研究非洲蛙胚胎肾脏发育时，特异性的抑制了 miR-30a 的表达，发现其可以通过调节其下游的 *Xlim1/Lhx1* 基因的表达，在维持胚胎时期肾脏的发育和增值过程中发挥重要作用。当 miR-30a 的活性被抑制时，*Xlim1/Lhx1* 基因持续高水平表达，足细胞分化延迟，肾脏发育出现一系列缺陷。这些缺陷与 Dicer 酶活性抑制时相似，主要表现为肾脏水肿形成、肾上皮延迟分化和反常结构。这些实验说明 miR-30a 的正常表达对维持足细胞发育过程中的稳态及功能有重大的贡献。miR-30a 的适量表达对维持小鼠和非洲蛙足细胞的正常发育至关重要。

Luo 等人在研究儿童原发性肾病综合征时发现，患者血清及尿液中 miR-30a-5p 的表达显著提高，且与 24h 尿蛋白定量成正相关。另一项研究发现其与血清白蛋白和肾小管损伤指标也具有相关性。Zhang 等人关于成人局灶性节段性肾小球硬化的研究发现，miR-30a-5p 与 FSGS 的活动性相关。活动期 FSGS 患者的血液及尿液中 miR-30a-5p 的含量较正常组明显升高，经正规治疗达到缓解的患者该指标明显下降，而激素耐药的患者则未出现相应改变。该研究同时发现 miR-30a-5p 在血液及尿液中均能稳定存在。Wu 等最新的研究表明 miR-30 家族可以调节足细胞内钙 / 钙调磷酸酶信号通路的重要组成成分 TRPC6、PPP3CA、PPP3CB、PPP3R1 和 NFATC3 等蛋白的表达水平，进而影响钙内流、细胞内钙离子浓度和钙调磷酸酶活性。当该信号通路被激活时，足细胞的正常形态和功能被破坏，但这种改变在一定程度上可以被外源性导入的 miR-30a 逆转，其效果与常见的钙调磷酸酶抑制剂类药物——FK506 和环孢素 A（CsA）类似。这两种药物是临床上治疗难治性肾病综合征的常用药。而 miR-30a 对钙 / 钙调磷酸酶通路的影响在心肌细胞中同样存在。

此外，国内有研究发现嘌呤霉素小鼠模型肾脏足细胞活性降低，miR-30c-2-3p 表达下降，而增加其表达可以上调足细胞活力及 nephrin、podocin 的表达，说明其表达对足细胞具有保护作用，这也为足细胞保护机制的研究提供了方向。

4. 肾病综合征发病机制的遗传学研究进展

随着分子遗传学的发展，越来越多的疾病被证实与遗传突变有关。原发性肾病综合征患者中有部分表现为对糖皮质激素不敏感，这部分临床表现为激素耐药性肾病综合征的患者中，部分是由于肾小球滤过屏障组成蛋白的编码基因或其他相关基因突变所致，即遗传性肾病综合征。遗传性肾病综合征根据有无家族史，可以分为散发性和家族性两类；根据发病年龄可以分为先天型、婴儿型、儿童型、青少年型和成人型肾病综合征；根据有无其他系统受累可以分为孤立性和系统性肾病综合征。

目前已经发现 20 多个导致遗传性肾病综合征的单基因，如 *NPHS1* 基因、*NPHS2* 基因、*α 辅肌动蛋白 4* 基因、*CD2 相关蛋白基因*、*肌球蛋白 1E* 基因等。这些基因多数编码肾小球裂孔隔膜蛋白分子或足细胞分子，还有一些基因编码的蛋白是维持足细胞发育和正常功能所必需的转录因子或蛋白酶。目前的研究发现，遗传性肾病综合征临床多表现为激素耐药，而病理类型以 FSGS 较常见。

家族性的 FSGS 大多由基因突变引起，分为常染色体显性和隐性两种遗传方式。在常染色体显性遗传的 FSGS 中，*INF2* 基因突变是最常见的一种，该基因是肌动蛋白聚合分子形成素的一个成员，在促进肌动蛋白聚合和解聚方面都有独特的作用。形成素的 N 端透明抑制域和 C 端自动调节域能够通过在细胞内与肌动蛋白的相互作用起到自动抑制肌动蛋白活性的作用。肌动蛋白作为细胞骨架蛋白对维持肾小球足细胞的正常功能发挥着重要作用。在肾脏病理中处于中心位置的足细胞，其特征性病变就是肌动蛋白细胞骨架的重组，进而引起足突融合、消失，使肾小球正常滤过屏障破坏，从而导致蛋白尿等一系列临床症状的发生。有研究发现钙调神经蛋白抑制剂类的药物，如环孢素 A，可以通过上调 cofilin-1（肌动蛋白结合蛋白）分子的表达稳定足细胞的肌动蛋白细胞骨架，从而达到保护足细胞、治疗疾病的作用。此外，雷帕霉素靶蛋白（mTOR）抑制剂——依维莫司也具有稳定足细胞骨架的作用。这些免疫抑制剂都可以用于治疗激素耐药性肾病综合征。细胞骨架的重排在足细胞的病理生理过程中发挥着至关重要的作用，也是目前肾脏疾病领域的研究重点。此外，在2005年，Winn等人从家族性FSGS患者中克隆出了一个导致家族性局灶性节段性肾小球硬化的基因—TRPC6，其编码的蛋白瞬时受体电位阳离子通道蛋白是一个非选择性阳离子通道蛋白，在足细胞表达与裂孔隔膜分子nephrin及podocin间存在相互作用，共同参与足细胞间的信号传导、细胞极化和稳定骨架结构等生理功能。

而常染色体隐性遗传的FSGS则通常发病较早，疾病进展也更快。NPHS1基因是芬兰型先天性肾病综合征的致病基因，其编码的nephrin蛋白功能突变导致疾病发生，这些患者通常在幼年发病，但也有一部分在成年之后表现为FSGS。而编码podocin蛋白的NPHS2基因的点突变也是引起常染色体隐性遗传FSGS常见的原因之一。

除了常见的疾病外，一些罕见的遗传性系统性疾病在临床也有肾病综合征表现，如Denys-Drash综合征、Frasier综合征、肌阵挛－肾衰综合征等疾病，这些疾病对常规治疗无效，治疗方案复杂，随着分子生物技术的发展，人们对遗传性肾病综合征遗传特征及分子发病机制的研究也逐渐关注起来。对于遗传性肾病综合征来说，早期诊断至关重要，这些疾病对激素及免疫抑制剂治疗反应不明显，及时得到正确诊断对避免过度治疗及维持患者的身心健康非常关键。广大临床医生在工作当中切不可忽略遗传性疾病的可能。

5. 细胞免疫、体液免疫与原发性肾病综合征的发病密切相关

大量的研究表明，原发性肾病综合征的发病与细胞免疫功能紊乱有关，目前临床有多种免疫抑制剂被用于治疗该疾病，而某些病毒感染可通过影响细胞免疫诱导本病缓解。有证据表明，细胞免疫、T 细胞激活剂、循环因子等与原发性肾病综合征的发病密切相关。

（1）肾病综合征与细胞免疫

人类成熟的 T 细胞根据其表面标志物的不同，可以分为 $CD4^+T$ 细胞和 $CD8^+T$ 细胞两个亚群，二者相互作用，保证免疫功能的协调和平衡。根据其在免疫反应中的功能，T 细胞分为辅助性 T 细胞，细胞毒 T 细胞，$CD4^+$、$CD8^+$ 调节性 T 细胞。辅助性 T 细胞按其分泌的细胞因子及功能不同，又可分成 Th1、Th2、Th3 和 Th17 等亚群。

国内学者对 36 名肾病综合征患儿进行了外周 T 淋巴细胞亚群的检测，结果显示肾病综合征患儿的 CD3 细胞数明显低于正常人，提示肾病综合征患儿存在细胞免疫功能的异常。T 淋巴细胞数量检测在一定程度上可反映细胞免疫功能状态，检测 CD3、CD4、CD8 数值，对于了解机体细胞免疫调节状态、探讨免疫缺

陷和自身免疫等相关性疾病的发病机制、辅助和指导疾病的治疗具重要意义。在肾病综合征的发生发展过程中，主要参与的细胞为 T 淋巴细胞和单核巨噬细胞系统。它们的致病作用主要体现在外周血淋巴细胞数量或功能的异常、淋巴细胞亚群间比例失调及这些淋巴细胞在肾间质内广泛浸润。

国外有学者研究发现：在原发性肾病综合征治疗前通过检测患者 T 细胞亚群分布，可以预测激素治疗的敏感度，其中以 Th1 主导的多为激素耐药性，以 Th2 主导的多为激素敏感型，这种现象可能是由于细胞分泌的不同细胞因子导致的。近年来关于 Th17 细胞的研究逐渐增多，其也是 T 细胞的一种亚群，主要分泌 IL-17 细胞因子，而肾脏组织有丰富的 IL-17 因子受体。有研究发现，肾病综合征患儿体内 Th17 细胞及调节 Th17 的 mRNA 表达均增加，这种增加可能与肾小管上皮及肾间质的损伤有关，这种机制可能是由于 IL-17 调控 NF-κB 等途径促进肾脏固有细胞分泌 IL-1β，造成肾脏局部炎症损伤；另外，肾小球硬化时转化生长因子 -β 表达上调，能够刺激肾脏局部的初始 T 细胞 Th0 向 Th17 转化，诱导肾脏局部微环境 IL-17 增加，进一步造成肾脏的慢性炎症损伤及纤维化，这些都提示 Th17 与原发性肾病综合征的发展和预后相关。

Treg 细胞也是最近的研究热点，有研究发现原发性肾病综合征患儿外周血及肾组织中 Treg 细胞较对照组明显下降，提示其有可能参与了原发性肾病综合征的发病过程。有动物实验表明，给抗基底膜肾小球肾炎模型的小鼠注射 CD4+CD25+Treg 细胞后可以明显减少蛋白尿，提示 Treg 细胞对于成人原发性肾病综合征有治疗作用，其机制可能是通过抑制炎症细胞、细胞因子等炎症介质保护肾组织。Th17 与 Treg 之间存在着相互抑制、互为平衡的关系，在肾病综合征中，这个平衡被打破，出现 Th17 细胞表达增多，Treg 细胞表达下降，共同参与原发性肾病综合征的发生发展过程，但二者对 PNS 发病的具体作用机制目前仍不十分明了，如何抑制 Th17 的表达，促进 Treg 细胞的表达，这也给原发性肾病综合征的治疗带来了新的途径和思路。

（2）肾病综合征与体液免疫

肾病综合征是由多种病因引起一组临床症候群，其另一发病机制可能是循环免疫复合物和原位免疫复合物沉积于系膜区、内皮下激活补体系统，在细胞膜表面形成膜攻击复合物，介导肾组织损伤。体液免疫主要由 B 细胞介导，活化的 B 细胞产生抗体从而发挥免疫调节作用。有学者研究发现 NS 患儿 B 细胞合成 IgG 能力欠缺，IgM 向 IgG 转化障碍，故 IgM 亦增高。还有研究发现原发性肾病综合征患者 IgG 显著降低，IgM、IgE、C4 显著升高，C3 降低，IgA 无明显变化。大部分原发性肾病综合征患儿均有 IgG 减少，其可以导致机体吞噬作用、抗体的免疫调理作用等免疫调节能力降低，抗感染能力变弱，容易出现各种并发症并影响疾病的病程甚至预后。另一项研究发现，IgE 与肾病综合征患者激素治疗的敏感性有关，临床上 IgE 增高者多表现为对激素敏感及频复发。而 IgM 则可以反映微小病变型肾病综合征（minimal-change disease，MCD）患者的病情严重程度，研究发现，使用环孢素治疗肾组织有 IgM 沉积的微小病变肾病患儿比环磷酰胺治疗效果好。而在原发性肾病综合征早期，肾脏组织常有大量补体 C3 的沉积，提示 C3 可能参与肾病综合征的发病过程，循环免疫复合物沉积时均需要激活补体，因此，PNS 补体降低提示疾病处于活动期，而持续低补体状态则预示有肾功能不全的可能，肾组织病理可出现肾小球硬化。

机体负责体液免疫的主要是 B 细胞，其是体内唯一能够产生免疫球蛋白分子抗体的细胞，在正常人外周血中，大部分 B 细胞可同时表达 sIgM 和 sIgD，只有少数 B 细胞表达 sIgG、sIgA 或 sIgE。临床研究发现在激素敏感型肾病综合征复发的患者中，B 和 T 细胞均表达增高，在激素依赖型肾病综合征患者中大量 B 细胞被激活，而在缓解的激素敏感型肾病综合征患者中，B 细胞总量降低。临床常用于治疗肾病综合征的利妥昔单抗就是一种针对 B 细胞起免疫抑制作用的药物。利妥昔单抗能特异性结合前 B 细胞和成熟 B 细胞上的跨膜抗原 CD20，通过补体或抗体依赖的细胞毒性作用，以及直接诱导凋亡等三种方式清除 B 细胞。其清除 B 细胞的作用能维持 5 个月左右，6 ~ 7 个月后病情随着 B 细胞的回升可能出现复发，因此清除 B 细胞有利于肾病综合征患者病情的恢复。

6. 足细胞在肾病综合征发病机制的研究中居中心地位

众所周知，肾小球毛细血管内皮细胞、肾小球基底膜及足细胞共同构成了肾小球滤过屏障，滤过屏障功能障碍导致蛋白尿，进而引起肾功能下降。足细胞是肾小球的脏层上皮细胞，附着于肾小球基底膜外，其为一种终末分化的细胞，能分泌肾小球基底膜的主要成分Ⅳ型胶原和纤维连接蛋白。许多肾小球疾病的发生发展过程中伴随着足细胞损伤。在肾小球损伤的过程中，足细胞收缩和它们伪足间隙的增宽都有可能导致其从肾小球基底膜上脱离，而原位足细胞的损伤可以触发剩余足细胞的二次损伤。足细胞是肾小球细胞屏障的最后一道屏障，损伤后无再生能力。其表面表达多种特异性蛋白，这些蛋白对维持足细胞的正常形态和功能都至关重要。

CD2AP 是一种足细胞标志蛋白，其与 synaptopodin、NCL 都是足细胞的胞浆接头蛋白，可以连接足细胞裂孔隔膜（slit diaphragm，SD）蛋白 NEPH1 到肌动蛋白细胞骨架上，以维持肾小球滤过屏障的完整性与稳固性，这也是肾小球维持正常滤过功能的前提保障。Lv 等人的研究证实在肾病综合征患者尿液中，CD2AP mRNA 的表达下调，下降的程度与蛋白尿的严重程度成正比，严重蛋白尿的患者其尿液中 CD2AP mRNA 下降值明显高于轻度和中度的患者。同时其的下降与血肌酐和尿素氮值成反比。这说明 CD2AP 的下调严重影响肾小球的正常滤过功能。Vogelmann 等的试验从健康人和肾病患者的尿液中直接收集足细胞，其中肾病患者尿液中足细胞数量明显增加。这些足细胞可能是由于 CD2AP 的减少而导致其与 GBM 连接的稳定性下降而出现局部脱落。一旦有足细胞损伤脱落，残余的足细胞将无法完整的覆盖肾小球基底膜外表面，将会导致更严重的蛋白尿，使肾病迅速进展。

Nephrin 蛋白位于足细胞裂孔隔膜，nephrin 与裂孔隔膜上的其他分子 NEPH1、podocin、TRPC6 组成复合物，在足细胞内，该复合物与足细胞细胞骨架分子 Nck、CD2AP 相互作用并将细胞外的信号传递到细胞内，当编码 nephrin 的基因 NPHS1 突变之后，nephrin 的正常功能不能维持，复合物发生解聚，NEPH1、podocin 功能异常，TRPC6 介导钙离子大量进入足细胞内，异常激活钙离子下游相关信号通路。先天性芬兰型肾病综合征（congenital nephrotic syndrome of the Finnish type，CNF）的发病主要是 NPHS1 基因的突变，在 Maija Suvanto 等人的研究中发现，这些患儿的肾脏活检组织中发现 nephrin 蛋白（SD 蛋白）的含量明显下降。nephrin 蛋白也叫肾病蛋白，其是一种跨膜蛋白，为肾小球滤过裂隙的一个结构部件，对维持肾小球滤过屏障的正常运作具有重要意义。

周期蛋白依赖性蛋白激酶是在细胞周期调控中起重要作用的蛋白激酶，p35 是 Cdk5 的激活亚基。研究发现，正常情况下 p35

和 Cdk5 在足细胞中表达，且 p35 参与足细胞的稳定和正常生理功能的发挥。Cdk5/p25 可以通过过度磷酸化某些 Cdk5 的底物，如神经纤维丝蛋白、Tao 蛋白等从而诱发相应的细胞凋亡，导致疾病的发生。有研究发现，转染了 *p25* 基因的足细胞中 Cdk5 活性被过度激活，诱发足细胞凋亡。在这些细胞内 Actin 蛋白的排列完全紊乱，足细胞变形、皱缩或裂解，完全失去正常的形态。Actin 蛋白是细胞的一种重要骨架蛋白，在细胞分泌、吞噬、移动、胞质流动和胞质分离等过程中起重要作用，对于维持肾小球足细胞的正常功能发挥着重要的作用。

TRPC6 为瞬时受体阳离子通道蛋白，是钙 / 钙调磷酸酶信号通路的重要组成成分，其主要介导钙离子内流进入到细胞内。研究发现在很多蛋白尿性疾病中，TRPC6 表达及功能均异常上调。TRPC6 功能紊乱能异常激活下游钙离子相关的信号通路，包括 calcineurin-NFAT 信号通路。该信号通路异常激活后会导致转录因子合成紊乱，启动细胞凋亡信号。此外，TRPC6 下游的钙离子相关信号通路还包括 RhoA- 细胞骨架信号通路，TRPC6 功能异常使细胞外钙离子大量内流，激活了 RhoA，而 RhoA 可以直接作用于足细胞微丝骨架，导致细胞骨架紊乱，足突融合，加重足细胞的损伤、蛋白尿，使疾病的进展加快。

Podocin 蛋白由 *NPHS2* 基因所编码，其在足细胞内与 nephrin 和 CD2AP 相互作用形成蛋白复合体，因此，其的损伤及突变也会导致足细胞滤过功能的障碍。Rinschen 等人的研究发现，

podocin 蛋白 C 端的磷酸化是足细胞裂空隔膜复杂结构的决定因素，而编码 podocin 蛋白的 *NPHS2* 基因突变常导致常染色体隐性遗传激素耐药型肾病综合征，临床工作中也发现了激素耐药型肾病综合征患者存在 *NPHS2* 基因的突变。

足细胞与这些相关蛋白质构成的复合物相互作用，从而调节足突细胞骨架的形态学和动力学。近年来对足细胞相关蛋白分子的研究逐渐增多，不论是作为临床诊断标志还是有关发病机制的研究都具有重要的临床价值。

7. 原发性肾病综合征发病机制的研究越来越多

对于肾病综合征发病机制的研究至今仍在继续，不论研究方向与研究方法如何，最终的目的都是为了治疗疾病。

目前临床用于治疗肾病综合征的多种免疫抑制剂都是以这些研究为基础被发现的，神经钙蛋白抑制剂可以抑制 T 淋巴细胞的活化和增值，抑制 T 细胞的细胞因子的基因转录，抑制 T 细胞产生白介素 -2，干扰 T 细胞的活化，从而达到治疗疾病的目的。利妥昔单抗与 B 淋巴细胞的 CD20 结合，通过抗体依赖和补体依赖的细胞毒作用，导致 B 细胞溶解清除。尽管用于临床治疗的药物有很多，目前仍然存在一部分患者对于药物治疗无反应或反应差。随着分子生物学检测技术的进步，这其中有一部分患者被发现是由于先天性的基因突变致使疾病难以治疗，但还存在少部分原因未明的难治性肾病综合征患者。

随着科学技术的进步，越来越多的人关注原发性肾病综合征发病机制的研究，相信在这些坚实的基础之上，一定能够寻找到有效的检测和治疗靶点，将科学研究转换为成果，从而为临床工作服务。

（芮淑敏）

参考文献

1. Wei CC, Yu IW, Lin HW, et al.Occurrence of infection among children with nephrotic syndrome during hospitalizations.Nephrology (Carlton), 2012, 17 (8): 681-688.

2. Yang X, Lay F, Han H, et al.Targeting DNA methylation for epigenetic therapy.Trends Pharmacol Sci, 2010, 31 (11): 536-546.

3. Bergman Y, Cedar H.DNA methylation dynamics in health and disease.Nat Struct Mol Biol, 2013, 20 (3): 274-281.

4. Rivière G, Lienhard D, Andrieu T, et al.Epigenetic regulation of somatic angiotensin-converting enzyme by DNA methylation and histone acetylation. Epigenetics, 2011, 6 (4): 478-489.

5. Hayashi K, Sasamura H, Nakamura M, et al.KLF4-dependent epigenetic remodeling modulates podocyte phenotypes and attenuates proteinuria.J Clin Invest, 2014, 124 (6): 2523-2537.

6. Hayashi K, Sasamura H, Nakamura M, et al.Renin-angiotensin blockade resets

podocyte epigenome through Kruppel-like Factor 4 and attenuates proteinuria.Kidney Int，2015，88（4）：745-753.

7. Reddy MA，Natarajan R.Epigenetics in diabetic kidney disease.J Am Soc Nephrol，2011，22（12）：2182-2185.

8. 陈径，匡新宇，徐虹，等 . 宫内发育迟缓大鼠肾脏 Wilms 瘤 1 基因 DNA 甲基化与蛋白尿关系 . 中国循证儿科杂志，2013，8（03）：228-231.

9. 芮淑敏，高春林，夏正坤，等 . 儿童激素抵抗型肾病综合征基因甲基化研究及生物信息学分析 . 中华肾脏病杂志，2016，32（10）：753-758.

10. Simpson K，Wonnacott A，Fraser DJ，et al.MicroRNAs in diabetic nephropathy: From biomarkers to therapy.Curr Diab Rep，2016，16（3）：35.

11. Wang N，Zhou Y，Jiang L，et al.Urinary microRNA-10a and microRNA-30d serve as novel，sensitive and specific biomarkers for kidney injury.PLoS One，2012，7（12）：e51140.

12. Harvey SJ，Jarad G，Cunningham J，et al.Podocyte-specific deletion of dicer alters cytoskeletal dynamics and causes glomerular disease.J Am Soc Nephrol，2008，19（11）：2150-2158.

13. Wu J，Zheng C，Fan Y，et al.Downregulation of microRNA-30 facilitates podocyte injury and is prevented by glucocorticoids.J Am Soc Nephrol，2014，25（1）：92-104.

14. Peng R，Zhou L，Zhou Y，et al.MiR-30a inhibits the epithelial-mesenchymal transition of podocytes through downregulation of NFATc3.Int J Mol Sci，2015，16（10）：24032-24047.

15. Luo Y，Wang C，Chen X，et al.Increased serum and urinary microRNAs in children with idiopathic nephrotic syndrome.Clin Chem，2013，59（4）：658-666.

16. 张莹，高春林，夏正坤，等．儿童肾病综合征血清 microRNA-30a 的表达及其临床意义．中国实用儿科杂志，2013，28（10）：769-773.

17. Zhang W，Zhang C，Chen H，et al.Evaluation of microRNAs miR-196a，miR-30a-5P，and miR-490 as biomarkers of disease activity among patients with FSGS.Clin J Am Soc Nephrol，2014，9（9）：1545-1552.

18. Wu J，Zheng C，Wang X，et al.MicroRNA-30 family members regulate calcium/calcineurin signaling in podocytes.J Clin Invest，2015，125（11）：4091-4106.

19. 朱彩凤，陈琪，朱斌，等．MiR-30c-2-3p 对足细胞 Nephrin、Podocin 保护作用及雷公藤甲素干预作用研究．中国中西医结合肾病杂志，2016，17（11）：952-955.

20. McCarthy HJ，Bierzynska A，Wherlock M，et al.Simultaneous sequencing of 24 genes associated with steroid-resistant nephrotic syndrome.Clin J Am Soc Nephrol，2013，8（4）：637-648.

21. Barua M，Brown EJ，Charoonratana VT，et al.Mutations in the INF2 gene account for a significant proportion of familial but not sporadic focal and segmental glomerulosclerosis.Kidney Int，2013，83（2）：316-322.

22. Cravedi P，Kopp JB，Remuzzi G.Recent progress in the pathophysiology and treatment of FSGS recurrence.Am J Transplant，2013，13（2）：266-274.

23. Li X，Zhang X，Li X，et al.Cyclosporine A protects podocytes via stabilization

of cofilin-1 expression in the unphosphorylated state.Exp Biol Med（Maywood），2014，239（8）：922-936.

24. Jeruschke S，Büscher AK，Oh J，et al.Protective effects of the mTOR inhibitor everolimus on cytoskeletal injury in human podocytes are mediated by RhoA signaling. PLoS One，2013，8（2）：e55980.

25. 王霖.肾病综合征患儿细胞免疫功能与细胞因子关系的探讨.中国处方药，2014，12（05）：103.

26. 毕玉娜，禚金花，尹立岩，等.原发性肾病综合征患儿外周血 CD4$^+$CD25$^+$ 调节性 T 细胞及 CD19$^+$CD23$^+$ 细胞水平的变化及其意义.实用儿科临床杂志，2012，27（05）：349-350、353.

27. Tan Y，Yang D，Fan J，et al.Elevated levels of immunoglobulin E may indicate steroid resistance or relapse in adult primary nephrotic syndrome，especially in minimal change nephrotic syndrome.J Int Med Res，2011，39（6）：2307-2313.

28. Kemper MJ，Gellermann J，Habbig S，et al.Long-term follow-up after rituximab for steroid-dependent idiopathic nephrotic syndrome.Nephrol Dial Transplant，2012，27（5）：1910-1915.

29. Matsusaka T，Sandgren E，Shintani A，et al.Podocyte injury damages other podocytes.J Am Soc Nephrol，2011，22（7）：1275-1285.

30. Liao R，Liu Q，Zheng Z，et al.Tacrolimus protects podocytes from injury in lupus nephritis partly by stabilizing the cytoskeleton and inhibiting podocyte apoptosis. PLoS One，2015，10（7）：e0132724.

31. Lv LL，Cao YH，Pan MM，et al.CD2AP mRNA in urinary exosome as

biomarker of kidney disease.Clin Chim Acta, 2014, 428:26-31.

32. Suvanto M, Jahnukainen T, Kestilä M, et al.Podocyte proteins in congenital and minimal change nephrotic syndrome.Clin Exp Nephrol, 2015, 19 (3): 481-488.

33. 陆晓华，张霞，李博，等.p25表达诱发肾小球足细胞凋亡.宁夏医学杂志，2016, 38 (03): 201-203、192.

34. Jiang L, Ding J, Tsai H, et al.Over-expressing transient receptor potential cation channel 6 in podocytes induces cytoskeleton rearrangement through increases of intracellular Ca^{2+} and RhoA activation.Exp Biol Med (Maywood), 2011, 236 (2): 184-193.

35. Rinschen MM, Pahmeyer C, Pisitkun T, et al.Comparative phosphoproteomic analysis of mammalian glomeruli reveals conserved podocin C-terminal phosphorylation as a determinant of slit diaphragm complex architecture.Proteomics, 2015, 15 (7): 1326-1331.

36. Bouchireb K, Boyer O, Gribouval O, et al.NPHS2 mutations in steroid-resistant nephrotic syndrome: a mutation update and the associated phenotypic spectrum. Hum Mutat, 2014, 35 (2): 178-186.

临床表现：INS 不是一个病，而是一种临床症候群

肾病综合征（nephritic syndrome，NS）是一组由多种病因引起的肾小球滤过膜对血浆蛋白通透性增高，使大量血浆蛋白自尿中丢失，从而导致一系列病理生理改变的临床综合征。

（1）按糖皮质激素反应可分以下三型

①激素敏感型 NS（steroid-sensitive nephrotic syndrome，SSNS）：以泼尼松足量 [2mg/（kg·d）或 60mg/（m^2·d）] 治疗≤4 周，尿蛋白转阴者。

②激素耐药型 NS（steroid-resistant nephrotic syndrome，SRNS）：以泼尼松足量治疗＞4 周，尿蛋白仍阳性者。又分为初始耐药（initial non-responder）和迟发耐药（late non-responder），后者指激素治疗 1 次或多次缓解后，再次足量激素治疗＞4 周，尿蛋白仍阳性者。

③激素依赖型 NS（steroid-dependent nephrotic syndrome，SDNS）是指对激素敏感，但连续两次减量复发或停药 2 周内复发者。

（2）NS 复发与频复发定义

①复发（relapse）：连续 3 天，晨尿蛋白由阴性转为 3+ 或 4+，或 24h 尿蛋白定量 $\geqslant$ 50mg/kg 或尿蛋白定量 $\geqslant$ 40mg/（$m^2 \cdot$ h）或尿蛋白 / 肌酐（mg/mg）$\geqslant$ 2.0，除外感染。

②频复发（frequently relaps，FR）：指肾病病程中半年内复发 $\geqslant$ 2 次，或 1 年内复发 $\geqslant$ 4 次。

（3）肾病综合征的转归判定

①临床治愈：完全缓解，停止治疗 $>$ 3 年无复发。

②完全缓解（CR）：血生化及尿检查完全正常。

③部分缓解（PR）：尿蛋白阳性 $<$（+++）。

④未缓解：晨尿蛋白 $\geqslant$（+++）。

8. 从临床表现可以把肾病综合征分为单纯型和肾炎型

根据临床表现可分为单纯型（Ⅰ型）NS 和肾炎型（Ⅱ型）NS。前者只具备大量蛋白尿、低蛋白血症、高脂血症及水肿四大特点；而后者除具备上述四大临床表现外，还具备以下四项中之一项或多项表现：①镜检尿红细胞 $>$ 10 个 / 高倍视野（两周内 3 次离心尿检查）；②反复出现或持续高血压：学龄儿童

> 17.3/12.0kPa（130/90mmHg），学龄前儿童 > 16.0/10.7kPa（120/80mmHg），并排除因使用皮质类固醇所致者；③氮质血症：血浆尿素氮 > 10.7mmol/L（30mg/dl），排除血容量不足所致；④血总补体活性或补体 C3 反复降低。临床以 I 型多见。

9. 肾病综合征的一种或多种并发症比水肿和蛋白尿更可怕

并发症是指在诊疗或护理过程中，患者由一种疾病合并发生了与该种疾病有关的另一种或几种疾病。部分肾病综合征患儿治疗效果差或无效，部分原因是肾病综合征并发症引起的。肾病综合征的一种或多种并发症比水肿和蛋白尿更可怕，往往是致命性的打击。肾病综合征常见的十大并发症包括：感染、高凝状态与血栓形成、急性肾损伤、低血容量休克与电解质紊乱、肾小管功能减退、内分泌及代谢异常（如低 T_3 综合征）、骨和钙代谢异常、肾上腺危象、脂质代谢紊乱及冠心病。

（1）感染

感染是肾病综合征中最常见的并发症之一，其不仅可使病情反复，影响治疗效果，也是儿童肾病综合征死亡的主要原因。肾病综合征易发生感染原因：①体液免疫功能低下（血中 IgG 自尿中丢失，合成减少，分解代谢增加）；②常有细胞免疫功能异常；③转铁蛋白及锌结合蛋白自尿中丢失，影响免疫调节和淋巴细胞功能；④蛋白质代谢营养不良及补体系统异常改变；⑤水肿致局部循环障碍；⑥糖皮质激素及免疫抑制剂的长期使用。

感染可发生于呼吸道、泌尿道、皮肤及软组织，细菌性腹膜炎也屡见不鲜。以往多以肺炎球菌感染为主，近年来杆菌感染亦增多，在防治原则上需早期诊断、及时治疗，选择对病原菌敏感的药物是治疗关键，选择对肾损伤小或无的抗生素[青霉素对肾脏没有直接毒性；第一代头孢菌素对肾脏有一定毒性、第二代头孢菌素对肾脏毒性小、第三代头孢菌素对肾脏基本无毒性；氨基糖苷类主要经肾排泄并在肾皮质内蓄积，其肾毒性特征为伴有肾小球滤过率降低，血清肌酐和尿素氮升高的非无尿性 AKI（肾毒性排序：新霉素＞卡那霉素＞庆大霉素＞妥布霉素＞链霉素＞阿米卡星＞奈替米星）；大环内酯类抗生素对肾脏的影响较小]，警惕并发真菌感染或两重感染或多重感染，不主张预防性应用抗生素等。但应加强保护，一旦发生细菌感染，应及时彻底治疗。病毒性感染较前增多，尤其在接受糖皮质激素、免疫抑制剂治疗时并发水痘－带状疱疹病毒感染，病情较一般儿童为重，应加强抗病毒治疗。对接触者应考虑将激素、免疫抑制剂暂时减量甚至停用，给予丙种球蛋白。对长期应用糖皮质激素与免疫抑制剂患者，还应注意体内结核病灶的活动或扩散，以及继发真菌感染。

NS 患儿水痘－带状疱疹（VZV）暴露的处理：居住在一起，面对面的接触超过 1h，住院期间接触感染患者（2～4 人病房、相邻的床位或感染患者来访超过 1h），需要使用水痘－带状疱疹免疫球蛋白、阿昔洛韦治疗；出现 VZV 感染者建议静脉或口服阿昔洛韦 7～10d，同时减少激素至 0.5mg/（kg·d）或更低剂量。

（2）高凝状态及血栓形成

高凝状态及血栓形成时 NS 患者血液易呈现高凝状态，主要原因：①肝脏合成的凝血因子，如 Ⅱ 因子、Ⅴ 因子、Ⅶ 因子、Ⅷ 因子增多，且有高纤维蛋白原血症；②血浆抗凝血物质浓度降低，尿中丢失抗凝血酶Ⅲ过多；③高脂血症时血流缓慢，血液粘稠度增高，如同时大量使用利尿剂使血容量减少，血液浓缩；④血小板数量增多，黏附性和聚集性增加；⑤感染或其他因素致血管内壁损伤，易激活内源性凝血系统；⑥大剂量糖皮质激素应用可促进高凝状态。

出现高凝状态指征：

①浮肿明显特别是伴有体腔积液者；

②血浆白蛋白低于正常值一半以下者或白蛋白／球蛋白（A/G）严重倒置；

③明显的高脂血症，特别是血胆固醇＞12mmol/L 时；

④血小板较高者（＞30 万 /mm³）；

⑤凝血与抗凝因子异常，如凝血酶原和 AT-Ⅲ下降与纤溶系统活性下降；

⑥病理类型为膜性肾病、膜增生性肾小球肾炎、局灶性节段性肾小球硬化及新月体性肾小球肾炎；

⑦彩色多普勒及血管造影显示有肾静脉或其他血管血栓形成者。

高凝状态治疗：低分子肝素 $100 \sim 120AXaIU/$（kg·次），每天 $1 \sim 2$ 次，腹部皮下注射，$1 \sim 2$ 周为 1 疗程；或肝素 1mg/（kg·次），每天 $1 \sim 2$ 次，静脉滴注，$1 \sim 2$ 周为 1 疗程。每周监测凝血酶原时间，需控制在正常值 $1.5 \sim 2$ 倍内。如使用肝素的患儿出现出血，可用鱼精蛋白中和。

以上促凝因素易导致患者动、静脉血栓形成，其中以肾静脉血栓形成最为常见，其发生率各家报道不一，成人肾病者从 5% 到高达 14%。以膜性肾病最易并发，膜增生性肾小球肾炎次之。儿童肾病血栓形成可发生在不同部位，如肾静脉、下肢深静脉、股动脉、肺动脉、肠系膜动脉、脑动脉等，但以肾静脉血栓（RVT）形成多见。急性完全性 RVT 可见剧烈腰痛伴血尿（可以为一过性的肉眼血尿），尿蛋白骤然增加，可以有 SCr 和 BUN 的增高，B 超可见肾脏增大。慢性 RVT 可仅表现为水肿、蛋白尿持续不缓解，也可无任何症状，但血栓形成后常使蛋白尿加重，或对治疗反应差。由于血栓脱落，肾外栓塞症状常见，可发生肺栓塞。也可伴有肾小管功能损伤，如糖尿、氨基酸尿和肾小管性酸中毒。X 线检查患侧肾脏增大，输尿管切迹。B 超除肾增大外，可见肾静脉的血栓，肾静脉造影可确诊。

除肾静脉血栓形成外，如患儿出现：①两侧下肢水肿不对称，不随体位改变而变化；②皮肤突发紫斑，且迅速扩大伴疼痛；③阴囊水肿，呈紫色；④顽固性腹水不消退；⑤下肢疼痛伴足背动脉搏动消失等，应考虑有血栓形成。

　　近年来颅内静脉窦血栓（CVST）与肺栓塞也逐渐增多，颅内静脉窦血栓临床表现：头痛、呕吐、嗜睡、抽搐、意识改变、视神经盘水肿、颅内高压等。颅内静脉窦血栓 CT 主要特征：血流信号缺失或异常信号、静脉窦扩张与典型的 δ 三角。

　　肺栓塞临床表现：急性多发主干栓塞，可表现为胸闷、呼吸困难、心悸、胸痛、咳嗽、咯血等，甚至发生晕厥、猝死。

　　临床以抗凝治疗为主，建议尽早溶栓治疗，可采用尿激酶、低分子肝素及抗血小板聚集药物等联合治疗，即东部战区总医院（原南京军区南京总医院）儿童肾病诊疗中心三联疗法（中华儿科杂志，2010，5：338-341.）：①纤溶药——血栓形成早期应用（有效时间窗为 6h 内，或应在 48h 内）。尿激酶：初剂量 2000 ～ 4000U/（kg·d），首剂冲击量 20000 ～ 40000U，在 15 ～ 30min 内滴完，余量用输液泵均匀泵入，疗程 3 ～ 7d，控制凝血酶时间比正常对照延长 2 ～ 2.5 倍、血浆纤维蛋白原降至 1.20 ～ 1.50g/L、纤维蛋白原降解产物 300 ～ 400mg/L、D- 二聚体下降，特别注意有无出血情况。② 低分子肝素：100 ～ 120AXaIU/（kg·次），1 ～ 2 次 / 日，皮下注射，2 周为 1 疗程，后给予华法林 1 ～ 2.5mg/ 次，1 ～ 2 次 / 日，疗程 1 ～ 3 个月；③血小板聚集药物：双嘧达莫；④手术取栓。

　　抗凝治疗的疗程：①对于存在一过性血栓形成危险因素的患者，给予 3 个月的维持华法林抗凝治疗。②对于存在持续性血栓形成危险因素或反复发作的患者应给予至少 1 年或更长时间的抗凝治疗。

（3）急性肾损伤

急性肾损伤在 NS 患儿中并不少见，感染、肾毒性药物（CNIs、利尿剂、ACEI、ARB、NSAIDs、肾毒性抗生素）、SRNS 和 FSGS 是肾病综合征患儿并发 AKI 的危险因素。如出现下列情况，即可能发生 AKI：①血容量不足或低血容量休克时肾血灌注不足，可致肾前性氮质血症，如其持续存在可导致肾小管坏死；②肾小球病变严重，尤其是增生性肾小球肾炎病变，可致肾小球滤过率明显下降，发生急性肾功能减退；③虽是微小病变，但可因肾间质水肿或肾小管被蛋白管型阻塞，致近端小管和肾小囊内静水压增高，导致肾小球有效滤过下降；④应用非类固醇类消炎药、利尿剂、抗生素等诱发的急性间质性肾炎；⑤原肾小球病变本身恶化，尤其当并发新月体肾炎时；⑥急性肾静脉血栓形成。

AKI 诊断标准：48h 内 SCr 上升 26.5μmol/L（0.3mg/dl）或 7d 之内 SCr 上升至≥基础值的 1.5 倍和（或）尿量减少＜ 0.5ml/（kg·h）、持续 6h 以上。

Michelle N.Rheault 等汇总 2010—2012 年北美 17 个儿童肾脏病中心的住院肾病综合征患儿资料，AKI 采用 p-RIFLE（表 1）定义进行分级，肾病患儿并发 AKI 比例为 51%。采用 AKIN 或 KDIGO AKI 分级可能会遗漏部分病例。成人肾病综合征住院病人发生 AKI 比例为 8.5% ～ 9.1%。

表 1　儿童 RIFLE 标准 （p-RIFLE）

分期	估算肌酐清除率	尿量标准
R 期 （危险）	eCCL 下降≥ 25%	＜ 0.5ml/ （kg·h）、持续 6h
I 期 （损伤）	eCCL 下降≥ 50%	＜ 0.5ml/ （kg·h）、持续 12h
F 期 （功能衰竭）	eCCL 下降≥ 75% 或 eCCL ＜ 35ml/ （min·1.73m^2）	＜ 0.3ml/ （kg·h）、24h 或无尿、12h
L 期 （功能丧失）	持续性肾功能衰竭＞ 4 周	
E 期 （终末期）	持续性肾功能衰竭＞ 3 个月	

注：eCCL：Schwartz formula=K×Ht/SCr （K 为常数：低体重儿＜ 2500g，K 值为 29；0～18 个月 K 值为 40；2～16 岁女孩 K 值为 49；2～13 岁男孩 K 值为 49；13～16 岁男孩 K 值为 63。）

引起 AKI 的类型与机制：①肾前性急性肾损伤：肾病综合征常有低蛋白血症，对血容量及血压下降非常敏感，故当急性失血、呕吐、腹泻所致体液丢失、腹水，大量使用利尿及抗高血压药物后，都能使血压进一步下降，导致肾灌注骤然减少，进而使肾小球滤过率降低，导致急性肾损伤。②肾性：各种肾脏的实质性病变，包括急性肾小管坏死、急性肾间质性病变、急性肾小球病变、肾血管性病变。③肾后性：各种原因所致的尿路梗阻，包括输尿管肾盂连接处狭窄、泌尿系结石、尿道口瓣膜畸形、肿瘤压迫、血块阻塞等。

（4）低血容量和电解质紊乱

NS 时部分患儿存在血容量偏低，即使血容量不低者也因低白蛋白血症、血浆胶体渗透压下降而使有效循环量处于脆弱状态，在某些诱因作用下易致低血容量甚至休克。常见诱因有：

①吐、泻、利尿、放腹水、失血等体液丢失；②长期应用糖皮质激素，致自身肾上腺皮质功能受抑制，应激状态下机体保留水钠能力不足；③患儿长时间禁盐或低盐饮食，致低钠血症。

肾病患者常见的电解质紊乱有低钠、低钾、低钙血症。一些家长对 NS 患儿不恰当地长期禁盐或食用不含钠的食盐代用品，或因水肿过多地使用利尿剂，以及感染、呕吐、腹泻等因素均可致低钠血症。在上述诱因下，如患儿突然出现厌食、乏力、嗜睡、血压下降，甚至出现休克、抽搐等表现，应考虑低血钠症可能。在使用大剂量利尿剂或糖皮质激素后出现大量利尿时，应警惕出现低钾血症。肾病时大量蛋白尿、25- 羟骨化醇结合蛋白丢失致钙代谢紊乱、肠道钙吸收不良、骨骼对甲状旁腺激素的敏感性降低等，均可致低钙血症，甚至出现低钙性惊厥。

低血容量和电解质紊乱治疗原则：①明确诊断后，积极进行液体复苏，纠正低血容量。计算液体量时使用评估的干体重。②由于肾病综合征存在低蛋白血症，因此在补充晶体液时，还要补充胶体液，如白蛋白或血浆等。③在治疗过程中不断监测生命体征，评估疗效。④纠正电解质及酸碱平衡紊乱。

（5）肾小管功能异常

NS 患儿持续大量蛋白尿不缓解者，或伴有肾小管间质病变或有肾静脉血栓形成者，均可见不同程度的肾小管改变，尤其是近端肾小管功能障碍。肾小管性蛋白尿即尿中有低分子量蛋白，如溶菌酶、β_2- 微球蛋白、视黄结合蛋白等，多为暂时性可逆性改变，如持续存在提示隐匿的肾功能减退，预后不良。

肾小管功能异常病因及机制：①肾小管高负荷、高代谢：对滤过蛋白的大量重吸收，使肾小管上皮细胞受到损伤。②药物作用：肾毒性药物、高渗利尿剂等。③缺血：肾小球损伤、间质水肿、管型阻塞等。临床表现：糖尿、氨基酸尿、肾小管失钾、高氯性酸中毒。儿童多见，多种功能缺陷提示预后不良。

防治策略：①促进肾小管功能恢复的药物如虫草类。②不主张过多摄入蛋白质，无特殊需要，不建议补充人血白蛋白。③监测血电解质（防治低钾血症等）。④尽量避免使用肾损伤的药物。

（6）内分泌及代谢异常

①低 T_3 综合征又称为甲状腺功能正常的病态综合征，指的就是并非由甲状腺疾病引起的病症，并且血清 T_3 和游离 T_3（FT_3）浓度降低，反 T_3（rT_3）浓度升高，但是患者 FT_4、TSH 水平正常。机制：肾病综合征患者尿中丢失甲状腺结合蛋白（TBG）和糖皮质激素结合蛋白（CBG）。处理：肾病综合征伴水肿、高凝与治疗效果不理想应行甲状腺功能检查；对证实存在低 T_3 综合征的患儿予左甲状腺素片替代治疗。

②胸腺激素明显下降：此与血锌低下有关。NS 时除锌结合蛋白自尿中丢失外，还因转铁蛋白不足致肠道吸收锌减少，从而影响胸腺素的合成。

③生长激素 - 肽类生长因子异常：NS 患儿生长延迟逐渐引起人们关注，特别是长期接受大剂量糖皮质激素治疗的患儿，其

确切机制还不完全清楚。有人认为糖皮质激素可能阻碍胶原蛋白代谢，影响骨骼生长，近来有人报告儿童 NS 活动期血清胰岛素样生长因子 I 和 II（IGF1、IGF2）浓度降低，但与生长延迟的关系还不明确。还有研究者认为 NS 患儿生长延迟，不仅与蛋白质的营养不良有关，还与糖皮质激素对 IGF/GH 轴的影响有关，GH（生长激素）和 IGF 基因表达受损是生长迟缓的最新研究结果。

（7）骨和钙代谢异常

维生素 D 及钙代谢紊乱：NS 患儿出现大量蛋白尿，可致血中维生素 D 结合蛋白（分子量 59 000）自尿中丢失，体内维生素 D 不足，影响肠钙吸收，故此类患儿多有低钙血症，如合并有肾小管改变时，还可能影响 $1, 25-(OH)_2D_3$ 的形成；长期应用糖皮质激素，进一步加剧了维生素 D 和钙的代谢紊乱。低钙血症常反馈地引起甲状旁腺功能亢进，使骨质钙化异常，故临床常表现有低钙血症、血 25-羟骨化醇下降、血甲状旁腺素增高、骨质疏松、骨软化，尤其在生长迅速的小儿时期，这些改变更显著。

临床表现：无明显临床症状，部分患者可有腰背部或骨骼痛等，当 NS 儿童出现手足搐搦、生长缓慢时应注意骨代谢异常。NS 骨代谢异常的预防与治疗：均衡饮食，保证钙、维生素等营养物质的摄入；适当运动；合理规范使用 GC；在控制 NS、维持缓解的前提下，GC 应尽量转为小剂量、隔日应用，并逐渐减停。

（8）肾上腺危象

国外报告 NS 时血皮质醇水平下降，且腺体对 ACTH 反应

亦降低。临床上更重要的是应用糖皮质激素后对下丘脑 - 垂体 -
肾上腺系统的反馈抑制作用。有调查资料显示：应用大剂量糖皮
质激素治疗 NS 时，其自身血浆皮质醇明显被抑制，经逐渐减量
到隔日 0.68mg/kg 时，血浆皮质醇浓度恢复正常，通用的中长程
疗法，停药 2 月后，ACTH 试验 96% 正常。因此对应用大剂量
糖皮质激素治疗的 NS 患儿，如在治疗过程中突然停用激素或激
素减量速度过快，或机体出现应激情况（如严重感染或创伤、手
术等），受抑制状态的肾上腺皮质一时不能分泌足够的糖、盐皮
质激素，而又未能及时补充足量外源性激素，患儿可出现肾上
腺危象，即急性肾上腺皮质功能不全，表现为突然发生恶心、呕
吐、腹痛、心率增快、血压下降、呼吸困难、皮肤青紫发凉，很
快出现休克甚至昏迷，如未得及时救治，易致死亡。

肾上腺皮质功能不全（adrenal insufficiency，AI）：随机皮
质醇低于 18μg/dl 为绝对 AI；基础皮质醇与小剂量 ACTH 刺激
后差值 ≤ 9μg/dl 为相对 AI。机制：长期大量摄入外源性糖皮质
激素会反馈性抑制下丘脑 - 垂体 - 肾上腺轴的分泌，使其处于
严重的抑制状态，在应激、感染、减量过快或突然停药时，引起
继发性肾上腺皮质功能不全。临床表现：发热、低血压和（或）
低血糖、心动过速、四肢厥冷、发绀和虚脱；患儿表现乏力、淡
漠和嗜睡、烦躁不安和谵妄惊厥，甚至昏迷；消化道症状表现为
恶心、呕吐、腹泻、腹痛，常伴有深压痛和反跳痛而被误诊为急
腹症，但常常缺乏特异性定位体征。辅助检查：生化示低血钠及

高血钾；ACTH 刺激试验监测肾上腺皮质功能。治疗：①肾上腺皮质激素：一般选用氢化可的松。②纠正水、电解质酸碱平衡失调：补液总量及性质应根据患者脱水、失钠程度、年龄及心功能情况而定。补液一般用 5% 糖盐水。③治疗诱发因素，如有效控制感染。④对症治疗：如高热、低血糖、心衰、肺水肿、脑水肿等应采取相应治疗措施。

（9）脂质代谢紊乱

总胆固醇（TC）、甘油三酯（TG）、低密度脂蛋白（LDL）、脂蛋白 a[LP（a）] 水平的升高，以及高密度脂蛋白（HDL）水平的降低。

儿童血脂异常诊断标准见表 2。

表 2 2 岁以上儿童、青少年血脂异常诊断标准

标准	TC[mmol/L（mg/dl）]	LDL-C[mmol/L（mg/dl）]	TG[mmol/L（mg/dl）]	HDL-C[mmol/L（mg/dl）]
合适水平	＜ 4.40（170）	＜ 2.85（110）	—	—
临界高值	4.40 ～ 5.15（170 ～ 199）	2.85 ～ 3.3（110 ～ 129）	—	—
高脂血症	≥ 5.18（200）	≥ 3.37（130）	≥ 1.70（150）	—
低 HDL-C 血症	—	—	—	≤ 1.04（40）

治疗：①饮食干预：目的是降低血胆固醇水平并保证足够的营养摄入，不能影响生长发育；②药物治疗；③高胆固醇为主

者：羟甲基戊二酰辅酶 A 还原酶抑制剂（HMG-CoA）即他汀类药物，如辛伐他汀、洛伐他汀与阿托伐他汀等；④高甘油三脂为主者：纤维酸衍生物（贝特类药，如利贝特、苯扎贝特与非诺贝特等）。要求从最低的剂量开始，逐渐加量至推荐的最大剂量。注意不良反应（肝、肌毒性）及配伍禁忌。

（10）冠心病

国内有学者报道 NS 患儿中出现心肌缺血、劳损甚至梗死，心电图（ECG）改变者达 27.8%。机制：高脂血症加速动脉粥样硬化和增加血小板聚集；高血压增加冠心病发生率。处理：①降脂治疗；②抗凝治疗；③ ACEI 和（或）ARB 治疗；④控制血压。

诊断：肾病综合征的诊断是排他性的

10. 肾穿刺活检可以将许多疾病与肾病综合征区分开来

肾穿刺活检可以了解肾脏组织形态学的改变，为临床医生判断病情、治疗疾病和评估预后提供了重要依据。可以说，肾脏病理检查的开展是肾脏病学发展过程中的一个飞跃。目前，肾脏病理检查已经成为肾脏疾病诊断的金指标。概括起来，肾穿刺检查的临床意义主要有以下几点：①明确诊断：肾穿刺活检可以使超过 1/3 患者的临床诊断得到修正；②指导治疗：肾穿刺活检可以使将近 1/3 患者的临床治疗方案得到修改；③评估预后：肾穿刺活检可以更为准确地评价肾脏病患者的预后。

（1）儿童肾病综合征肾穿刺活检指征包括：

①肾炎型肾病综合征。

②激素依赖 / 频繁复发型肾病综合征。

③激素耐药型肾病综合征。

④考虑或需排除先天性或遗传性肾炎。

⑤需排除继发于全身性疾病的肾脏损伤，如紫癜性肾炎、乙肝相关性肾炎与狼疮性肾炎等。

⑥诊断不明确的肾脏疾病。

(2) 肾穿刺活检禁忌证

肾内感染（含肾结核或肾周围脓肿），合并急性肾盂肾炎，伴肾盂积水，出血性疾病，凝血功能障碍，恶性高血压，肾脏畸形（先天性多囊肾、孤立肾、对侧肾发育不良、肾动脉狭窄等），伴肾动脉瘤（多发性），肾肿瘤，肾囊肿，固缩肾，抗凝治疗期间，大量腹水等情况下，均不宜进行肾穿刺活检。

肾脏病理在肾小球疾病诊断中的重要地位毋庸置疑，自肾脏穿刺活检术实行以来，肾脏病理作为肾小球疾病诊断金标准的地位从未被撼动。原发性肾病综合征穿刺活检的病理结果主要有5型：微小病变（MCD）、系膜增生性肾小球肾炎（MsPGN）、膜增生性肾小球肾炎（membrano proliferative glomerulo nephritis，MPGN）、膜性肾病（MN）和局灶性节段硬化性肾小球肾炎（FSGS）。ISKDC对541例儿童原发性肾病综合征的肾脏病理研究表明，MCD占77.1%，FSGS占7.9%，MPGN占6.2%，其他病理类型占8.8%。在一项涉及1655名儿童、67个中心及21个国家的儿童原发性肾病综合征的调查中显示，FSGS占56%、MCD占21%、MPGN占19.9%。南京军区南京总医院（现为东部战区总医院）儿童肾病诊疗中心的 1116 例儿童肾病综合征肾脏穿刺活检结果中 MCD 占 19.9%，MsPGN 占 65.1%，MPGN 占 4.9%，MN 占 2.4%，FSGS 占 2.4%。如上所示，各地区肾脏穿刺活检的病理结果存在着明显差异，很大原因是因为各地区疾病的轻重程度差异与进行肾脏穿刺活检的标准不同，很大一部分激素敏感的肾病综合征儿童无需进行肾穿刺活检协助诊疗疾病便可达到很好的缓解，通常这一类肾病综合征儿童的病理类型被认为是 MCD。

11. 遗传学检测对于儿童难治性肾病综合征的明确诊断至关重要

原发性肾病综合征临床上按患者对糖皮质激素治疗反应的不同，可以分为激素敏感型肾病综合征、激素依赖型肾病综合征和激素耐药型肾病综合征。大部分患者对糖皮质激素治疗反应敏感，但是仍有 10% ～ 20% 的患者表现为对激素治疗的耐药或依赖，这部分患者被归入难治性肾病综合征（refractory nephrotic syndrome，RNS）的行列，通常需要联合免疫抑制剂治疗。近年来，难治性肾病综合征的发病率及检出率呈现上升趋势，其中 10% ～ 20% 的患儿对钙调磷酸酶抑制剂（calcineurin inhibitors，CNIs）等二线药物同时耐药，10.4% 可进展至终末期肾病。引起难治性肾病综合征的原因众多，其中一种即为遗传性因素。

由于基因突变引起的肾病综合征称为遗传性肾病综合征，根据有无家族史，可以分为散发性和家族性两类；根据发病年龄可以分为先天型（出生后 3 个月以内发病）、婴儿型（出生后 4～12 个月发病）、儿童型（儿童期发病）、青少年型和成人型肾病综合征；根据有无其他系统受累可以分为孤立性和系统性肾病综合征。目前已经发现 20 余个导致遗传性肾病综合征的单基因，这些基因多数编码肾小球裂孔隔膜蛋白分子或足细胞分子，还有一些基因编码的蛋白是维持足细胞发育和正常功能所必需的转录因子或蛋白酶。

足细胞是肾小球的脏层内皮细胞，附着于肾小球基底膜（glomerlar basement membrane，GBM）外，其是一种终末分化的细胞，与肾小球基底膜和毛细血管内皮共同构成肾小球滤过屏障。足细胞作为肾小球滤过屏障重要的组成部分，任何损伤都会导致肾小球正常的滤过屏障被破坏，引起蛋白尿甚至发展为肾衰竭。蛋白尿作为肾脏疾病最常见的临床症状，其本身也会造成足细胞的损伤。有研究表明，长期暴露于白蛋白作用下的肾脏组织，足细胞的凋亡比例和肾小管间质的纤维化均明显增加。而原位足细胞的损伤还可以触发剩余足细胞的二次损伤，因此，其在肾脏疾病的发病机制中占据重要地位。

足细胞在肾脏疾病的发病机制中占据重要地位，其固有蛋白在细胞骨架重建中扮演重要角色，其特征性病变就是肌动蛋白细胞骨架的重组，进而引起足突融合、消失，使肾小球正常滤过屏障破坏，从而导致蛋白尿等一系列临床症状的发生。

α-actinin-4 蛋白能将 F-actin 肌动蛋白束排列成具有收缩性能的交联网状结构，并在其末端处形成锚定复合体，其基因突变可致家族性 FSGS，过表达或敲减该基因均可致足突异常及蛋白尿的发生。连接细胞骨架和 SD 分子（如 nephrin）的接头蛋白 CD2AP 缺失的小鼠生后数周即出现蛋白尿，过表达可逆转其蛋白尿及足突异常表现，也是细胞骨架重建中必不可少的重要分子。Synaptopodin 分子可通过影响 Rho 家族信号通路而影响骨架重排，该分子沉默后足细胞表现为张力纤维丧失，形成无极性的丝足，损伤细胞迁移能力。Rho 家族成员 RhoA、Rac1 和 Cdc42 通过 GDP/GTP 方式改变活性，参与肌动蛋白 / 肌球蛋白收缩、丝足形成和层形足板的形成。在肾小球基底膜上，足细胞可以通过整合素相关蛋白将肌动蛋白锚定在基底膜上，并利用整联蛋白连接激酶和粘着斑激酶传递信号至细胞内，调节足细胞迁移和粘着。

目前的研究发现遗传性肾病综合征临床多表现为激素耐药，而病理类型以 FSGS 较常见。

家族性的 FSGS 多由基因突变引起，分为常染色体显性和隐性两种遗传方式。在常染色体显性遗传的 FSGS 中，*INF2* 基因突变是最常见的一种，该蛋白是肌动蛋白聚合分子形成素的一个成员，在促进肌动蛋白聚合和解聚方面都有独特的作用。形成素的 N 端透明抑制域和 C 端自动调节域能够通过细胞内与肌动蛋白的相互作用起到自动抑制肌动蛋白活性的作用。肌动蛋白作为细胞骨架蛋白，对维持肾小球足细胞正常功能的发挥有重要作用。在肾脏病理中处于中心位置的足细胞，其特征性病变就是肌动蛋白细胞骨架的重组，进而引起足突融合、消失，使肾小球正常滤过屏障破坏，从而导致蛋白尿等一系列临床症状的发生。有研究发现钙调神经蛋白抑制剂类的药物——环孢素 A，可以通过上调 cofilin-1（肌动蛋白结合蛋白）分子的表达，稳定足细胞的肌动蛋白细胞骨架，从而达到保护足细胞、治疗疾病的作用。此外，mTOR 抑制剂——依维莫司也具有稳定足细胞骨架的作用。这些免疫抑制剂都可以用于治疗激素耐药型肾病综合征。细胞骨架的重排在足细胞的病理生理过程中发挥着至关重要的作用，也是目前肾脏疾病领域的研究重点。此外，2005 年 Winn 等人从家族性 FSGS 患者中克隆出了一个导致家族性局灶性节段性肾小球硬化的基因——TRPC6，其编码的蛋白瞬时受体电位阳离子通道蛋白是一个非选择性阳离子通道蛋白，在足细胞表达与裂孔隔膜分子 nephrin 及 podocin 间存在相互作用，共同参与足细胞间的信号传导、细胞极化和稳定骨架结构等生理功能。

而常染色体隐性遗传的 FSGS 则通常发病较早，疾病进展也更快。NPHS1 基因是芬兰型先天性肾病综合征的致病基因，为常染色体隐性遗传病，其编码的 nephrin 蛋白功能突变导致疾病发生，这些患者通常在幼年发病，但也有一部分在成年之后表现为 FSGS。目前临床上将 NPHS1 突变导致的肾病综合征统称为 NPHS1，或称为家族性激素耐药型肾病综合征 I 型。芬兰型先天性肾病综合征的肾脏病理无特异性改变，最特征性的改变是肾小球系膜增生和肾小管扩张。而编码 podocin 蛋白的 *NPHS2* 基因的点突变也是引起常染色体隐性遗传 FSGS 常见的原因之一。这类患者被称为家族性激素耐药型肾病综合征Ⅱ型。临床主要表现为出生后至 6 岁间发病，10 岁前发展为终末期肾病，肾脏病理表现早期也有部分为微小病变。此外，还存在 NPHS3 型肾病综合征，为常染色体隐性遗传。这类患者的发病是由于 *PLCE1* 基因的突变导致。*PCLE1* 基因编码磷脂酶 C，突变类型包括两种，有义突变和无义突变。*PCLE1* 的有义突变可以引起上游低水平磷脂酶 C 活性或功能失调，临床病理类型以 FSGS 为主；*PCLE1* 的无义突变则会在孕期完全阻断肾小球的发育成熟，肾病理以弥漫性系膜硬化为特征，为常染色体隐性遗传。

除了常见的疾病外，一些罕见的遗传性系统性疾病临床可有肾病综合征表现，如 Denys-Drash 综合征、Frasier 综合征、肌阵挛－肾衰综合征等疾病。

Denys-Drash 综合征是一种十分罕见的先天性疾病，以肾病综合征为主要表现，伴有男性假两性畸形、肾母细胞瘤或两者之一。肾病病理以弥漫性系膜硬化为主要特征，多发生在 2 岁以内，很快进展至终末期肾衰死亡。Frasier 综合征以慢性进展性肾病、男性假两性畸形和性腺肿瘤高发倾向为主要特点，典型肾脏病理表现为 FSGS，多由 *WTI* 基因突变引起。肌阵挛－肾功能衰竭综合征为常染色体隐性遗传病，其临床表现为进行性肌阵挛性癫痫并伴有肾功能衰竭，肾受累通常发生在 15～20 岁，局部塌陷性肾小球硬化是常见的病理特征。这些疾病对常规治疗无效，治疗方案复杂，对激素和免疫抑制剂均耐药。

在临床实践中，这些长期正规治疗无效的患者或有家族史，或伴有肾功能不全，需考虑其病因是否为遗传因素，应进一步进行深入的诊断。国外多检测 *NPSH2* 和 *WT1* 基因，而事实上多种基因异常可致 SRNS（如 *NPSH1*、*TRPC6*、*ACTN4*、*CD2AP*、*LAMB2* 等）。随着技术的进步，我国可以进行相关的基因检查，如果证实为基因异常，可以避免使用较多的免疫抑制剂，以免造成严重感染等不良后果。遗传性肾病综合征的诊断金标准是基因诊断，未进行基因诊断前，临床医生主要需关注该患者是否表现为早发性的耐药型肾病综合征，以及是否有特殊的肾脏外表现。对于这些患者，应该尽早完善相关检查并行基因检测。基因检测的目的是明确致病基因及遗传方式，这对于指导临床治疗方案的制定及评估预后都至关重要，同时对提供遗传咨询也具有重要的意义。

随着分子生物技术的发展，人们对遗传性肾病综合征遗传特征及分子发病机制的研究也逐渐关注起来。对于遗传性肾病综合征来说，早期诊断至关重要，这些疾病对激素及免疫抑制剂治疗反应不明显，及时得到正确诊断对避免过度治疗及维持患者的身心健康非常关键。广大临床医生在工作当中切不可忽略遗传性疾病的可能。

（芮淑敏）

参考文献

1. Banaszak B，Banaszak P.The increasing incidence of initial steroid resistance in childhood nephrotic syndrome.Pediatr Nephrol，2012，27（6）：927-932.

2. Hjorten R，Anwar Z，Reidy KJ.Long-term outcomes of childhood onset nephrotic syndrome.Front Pediatr，2016，4:53.

3. Beins NT，Dell KM.Long-Term outcomes in children with steroid-resistant nephrotic syndrome treated with calcineurin inhibitors.Front Pediatr，2015，3:104.

4. Tharaux PL，Huber TB.How many ways can a podocyte die.Semin Nephrol，2012，32（4）：394-404.

5. Burlaka I，Nilsson LM，Scott L，et al.Prevention of apoptosis averts glomerular tubular disconnection and podocyte loss in proteinuric kidney disease.Kidney Int，2016，90（1）：135-148.

6. Matsusaka T，Sandgren E，Shintani A，et al.Podocyte injury damages other podocytes.J Am Soc Nephrol，2011，22（7）：1275-1285.

7. Cravedi P，Kopp JB，Remuzzi G.Recent progress in the pathophysiology and treatment of FSGS recurrence.Am J Transplant，2013，13（2）：266-274.

8. Wang L，Ellis MJ，Gomez JA，et al.Mechanisms of the proteinuria induced by Rho GTPases.Kidney Int，2012，81（11）：1075-1085.

9. Venkatareddy M，Cook L，Abuarquob K，et al.Nephrin regulates lamellipodia formation by assembling a protein complex that includes Ship2，filamin and lamellipodin.PLoS One，2011，6（12）：e28710.

10. Barua M，Brown EJ，Charoonratana VT，et al. Mutations in the INF2 gene

account for a significant proportion of familial but not sporadic focal and segmental glomerulosclerosis.Kidney Int，2013，83（2）：316-322.

11. Li X，Zhang X，Li X，et al.Cyclosporine A protects podocytes via stabilization of cofilin-1 expression in the unphosphorylated state.Exp Biol Med（Maywood），2014，239（8）：922-936.

12. Jeruschke S，Büscher AK，Oh J，Saleem MA，et al.Protective effects of the mTOR inhibitor everolimus on cytoskeletal injury in human podocytes are mediated by RhoA signaling.PLoS One，2013，8（2）：e55980.

13. Qiu H，Yu Z. The strategies of genetic diagnosis for hereditary nephrotic syndrome.Zhonghua Er Ke Za Zhi，2014，52（8）：636-640.

治疗：不断涌现出新型药物

12. 糖皮质激素：自发现半个多世纪以来，其地位从未被撼动

糖皮质激素（GC）有很强大的抗炎作用，能保护机体不受炎症反应的侵害，同时还能够抑制免疫反应、抗休克。因此，其被用来治疗多种炎症、自身免疫疾病等。自 20 世纪 50 年代以来，口服糖皮质激素一直是原发性肾病综合征公认的一线治疗方法，其在儿童肾病综合征治疗中的地位从未被撼动。85% 甚至更多儿童 PNS 的肾脏病理改变为微小病变，对 GC 治疗敏感。80%～90% 的患儿初始激素治疗可获缓解，但 76%～93% 的患儿复发，其中 45%～50% 为频复发或激素依赖，因而在肾病综合征中合理、规范地使用糖皮质激素是非常必要的。

13. 糖皮质激素用于初发 NS 的治疗，主要分为诱导缓解阶段与维持阶段

对于初发 NS，糖皮质激素治疗主要分为以诱导缓解阶段和维持阶段。

(1) 诱导缓解阶段：足量泼尼松（泼尼松龙）60mg/（m^2·d）或 2mg/（kg·d）（按身高的标准体重计算），最大剂量 60mg/d，先分次口服，一般足量不少于 4 周，疗程 4～6 周。

(2) 维持阶段：进入维持巩固治疗阶段，此时为了减轻激素治疗的不良反应，通常将激素改为单日剂量隔日顿服，隔日晨顿服 2mg/kg（最大剂量 60mg/d），维持 4～6 周，然后逐渐减量，每 2～4 周减 2.5～5mg（建议泼尼松＞30mg 每 2 周减 5mg，15～30mg 每 4 周减 5mg，＜15mg 每 4 周减 2.5mg，激素减量遵循先多后少与先快后慢原则），总疗程 9～12 个月。

(3) 巩固阶段：激素减至隔日 0.5～0.25mg/kg 水平，选择一定维持缓解的剂量，维持 1～1.5 年至停药（初治患者可以不需要维持阶段，直接停药）。

(4) 应用激素治疗时需注意以下几方面

①初发 NS 的激素治疗须足量和足够疗程，足量和足够的疗程是初治的关键，可降低发病后 1～2 年复发率。激素治疗疗程超过 2 个月，每增加 1 个月疗程，在停药的 12～24 个月内，复发的危险度降低 11%，可减少复发发生率 7.5%，此效应维持至 7

个月，同时不增加激素不良反应。而延长激素治疗至 1 年并不能进一步降低复发率，因此不建议激素的疗程过长，国外研究建议不超过 7 个月，我国 2000 年 11 月珠海会议制定的《小儿肾小球疾病临床分类、诊断及治疗》主张 9 ~ 12 个月。

②激素用量有性别和年龄的差异，初始的大剂量泼尼松对＞4 岁的男孩更有效。

③对＜4 岁的初发患儿，每日泼尼松 60mg/m^2、持续 4 周，然后改为隔日 60mg/m^2、持续 4 周，以后每 4 周减 10mg/m^2 至停药，此种中长程隔日疗法比每日 60mg/m^2、持续 6 周，然后改为隔日 40mg/m^2、持续 6 周的方法更能减少患儿的复发。

④诱导缓解时采用甲泼尼龙冲击治疗 3 次后再口服泼尼松治疗与仅口服泼尼松治疗相比，经 1 年随访观察，缓解率并无区别，因此不建议初治时采用甲泼尼龙冲击治疗。

14. 非频复发 NS 的治疗在感染时应增加激素维持量并重新诱导缓解

非频复发 NS 的治疗首先应积极寻找复发诱因，积极控制感染。少数患儿控制感染后可自发缓解。

（1）在感染时增加激素维持量：患儿在巩固维持阶段，隔日口服泼尼松时如出现上呼吸道感染，需加强抗感染治疗，同时改隔日口服泼尼松治疗为同剂量每日口服 [如隔日剂量过小起不到促进疾病恢复的作用，建议学龄前儿童恢复到每天 1 次，每次 2

片（1 片泼尼松相当于 5mg）；学龄期儿童恢复到每天 1 次，每次 3 片]，连用 1 ～ 2 周后再减到原剂量，如尿蛋白转阴，巩固 2 周后逐渐减量（恢复到感染之前的用量），不但可促进尿蛋白转阴，同时还可降低复发率。

（2）重新诱导缓解：泼尼松每日 60mg/m² 或 2mg/（kg·d）（按身高的标准体重计算），最大剂量 60mg/d，分次或晨顿服，直至尿蛋白连续转阴 2 周后改晨顿服，采取移行减量方法（将两天总量减去 1/3，这个 1/3 量减在第 2 天激素剂量上，如激素每天 2 次，每次 3 片，移行减量时改成第 1 天 6 片，第 2 天 2 片，即 6 片与 2 片交替服用 2 ～ 4 周。建议激素量在隔日 6 片以上时每 2 周减 1 片，隔日 6 片以下时每 4 周减 1 片），然后每 2 ～ 4 周逐渐减量。

15. FRNS/SDNS 的治疗在加用免疫抑制剂同时需调整糖皮质激素的使用方法

对于 FRNS/SDNS，在加用环磷酰胺、环孢素、他克莫司（tacrolimus，TAC）等免疫抑制剂的同时，需调整糖皮质激素的使用方法。

（1）更换激素种类：建议低剂量（泼尼松低于每天 2 片时）出现复发的病例选择直接羟化的糖皮质激素，如甲泼尼龙等制剂。

（2）改变激素减量的方法：通过移行减量的方法减少复发。

（3）在感染时增加激素维持量。

（4）增加中剂量维持阶段：激素减至隔日晨顿服 0.5 ～ 1mg/kg（通常泼尼松剂量为学龄前儿童隔天 1 次，每次 2 片；学龄期儿童隔天 1 次，每次 3 片）时维持 3 个月。

（5）适当延长拖尾阶段：减至隔日 0.5 ～ 0.25mg/kg 水平，选择一定维持缓解的剂量（以最小剂量维持），维持 1 ～ 1.5 年至停药。

（6）改善肾上腺皮质功能：肾上腺皮质功能减退患儿复发率显著增高，对这部分患儿可用促肾上腺皮质激素（ACTH）静滴来预防复发。对 SDNS 患儿可予 ACTH 0.4U/（kg·d）（总量不超过 25U）静滴 3 ～ 5d，然后激素减量、再用 1 次 ACTH 以防复发。每次激素减量均按上述处理，直至停激素。

（7）加用免疫抑制剂：通过上述方法仍出现频复发或激素依赖的患者，可直接选用他克莫司或环孢素或其他合适的免疫抑制剂。

16. 合理使用糖皮质激素对临床尤为重要

糖皮质激素具有非常强的抗炎和免疫抑制作用，是临床上应用最广、最多的药物之一，在临床各科多种疾病的诊断和治疗上被广泛应用。合理的使用糖皮质激素确实可以药到病除，如果不合理或滥用，可带来严重的不良反应，给患者的健康乃至生命造成重大影响。因而，合理使用糖皮质激素对临床尤为重要。

（1）药物选择：中效糖皮质激素，如泼尼松与甲基泼尼松龙等。

（2）给药剂量：足量 [2mg/（kg·d）（按身高的标准体重计算），GR 占有率 100%]。

（3）给药疗程：足疗程（中长程 9～12 个月＋拖尾）。

（4）给药频率：疾病诱导期分次服用，疾病恢复期晨 1 次性服药，疾病巩固维持期隔日晨 1 次性服药。

（5）给药时间：分次服用：上午 8 点、下午 4 点；1 次性服药：上午 8 点；隔日服药：上午 8 点。

（6）撤药指征：病情是否稳定、是否出现撤药综合征。

（7）肾病综合征使用糖皮质激素的注意事项

①患者长期服用 GC 时，应常规补充维生素 D 和钙剂，以防止骨质疏松的发生。

②防止感染的发生，特别是多重感染。

③服用 GC 期间应经常检测血糖与眼压，以便及时发现类固醇性糖尿病与青光眼。

④ GC 的给药时间应定在早晨 8 时和下午 4 时，以尽可能符合糖皮质激素的生理分泌规律；在疾病恢复期时晨 1 次服用的患儿，激素的给药时间可以在 6：00～10：00，主要考虑患儿上学或晨迟起的因素，但晨 8：00 是最佳时间；在疾病恢复时，应采取晨顿服的方式；在撤药时，应采取逐渐减量、隔日服用的方式，使自身的皮质功能得以逐渐恢复。

⑤减少对胃肠道的刺激，可在饭后服用，或加用保护胃粘膜药物。

17. 激素耐药型肾病综合征治疗应严格掌握适应证，结合患儿临床表现等多方面因素选择疗法

SRNS 是指以泼尼松足量治疗＞4 周尿蛋白仍阳性，除外感染、遗传等因素所致者。又分为初始耐药（initial non-responder）和迟发耐药（late non-responder），后者指激素治疗 1 次或多次缓解后，再次足量激素治疗＞4 周尿蛋白仍阳性者。

（1）SRNS 病理类型

SRNS 儿童可见各种病理类型，以非微小病变为主，包括 FSGS、MsPGN、MPGN、MN。NS 初治时可见 MCD，少部分患儿出现激素耐药，但由于儿童 NS 大部分表现为 MCD，基数较大，部分重复肾穿刺活检结果显示 MCD 可能为 FSGS 的早期改变，故 MCD 在 SRNS 中占 10%～20%。免疫荧光以 IgM 或 C1q 沉积为主的肾病患儿常出现激素耐药。

（2）SRNS 治疗

SRNS 的治疗相对棘手，需要结合患儿临床表现及并发症、肾脏病理改变、药物治疗反应、药物不良反应、患儿个体差异，以及经济状况等多方面因素选择免疫抑制剂，严格掌握适应证，避免过度用药及因药物治疗带来的不良反应。

治疗原则上首选激素序贯疗法，即以泼尼松足量治疗＞4 周

尿蛋白仍阳性时，可考虑以大剂量甲泼尼龙[15～30mg/(kg·d)]冲击治疗，每天1次，连用3d为1疗程，最大剂量不超过1.0g（建议每天不超0.5g）。冲击治疗结束后继续使用泼尼松2mg/(kg·d)（大剂量甲泼尼龙冲击＋足量口服共2周），如果尿蛋白转阴，参照《激素敏感型肾病综合征（SSNS）指南》进行泼尼松减量；如尿蛋白仍阳性者，建议行肾穿刺活检，再根据不同病理类型选择免疫抑制剂，同时泼尼松隔日晨顿服2mg/kg（最大剂量不超60mg），随后每2～4周减5～10mg，再以一个较小剂量长期隔日顿服维持，少数可停用。如果经甲强龙冲击治疗后尿蛋白无缓解，首选的免疫抑制剂为钙神经蛋白酶抑制剂，包括环孢素和他克莫司。2012年前的各国指南均建议首选环孢素，最新观点调整为起始治疗首选他克莫司，原因：①多个针对SRNS的研究显示，他克莫司在有效性和安全性方面均优于环孢素，而较少高血压、多毛、牙龈增生、肾毒性等不良反应；②他克莫司治疗SRNS显示较高的缓解率，显著高于环磷酰胺、环孢素、霉酚酸酯等；③国外部分国家（如加拿大）的指南将环孢素、他克莫司列于并列位置。他克莫司是一种新型高效的免疫抑制剂，其作用是环孢素的100倍。

（3）不同病理类型的治疗方案

SRNS由于病理类型不同，对各种免疫抑制剂的治疗反应不同，其预后及自然病程有很大差别。因此，明确SRNS患儿的病理类型非常必要。一旦临床诊断明确，强烈推荐尽早在有条件的单位进行肾组织穿刺活检以明确病理类型。

在需要联合免疫抑制剂治疗时，应考虑不同的药物作用机制，采用多药联合理念，力求增加疗效、避免严重不良反应。推荐方案如下：

①病理类型为 MCD：儿童 MCD 绝大部分为 SSNS，少部分表现耐药，预后较 SSNS 差，数年后部分也可进展至终末期肾病。目前认为病理类型为 MCD 的 SRNS 患儿，可首选钙调神经磷酸酶抑制剂，如他克莫司或环孢素 A 进行初始治疗。目前推荐可选择的药物治疗方法有：

他克莫司：较环孢素 A 更为安全，其作用比环孢素 A 理论上强 10 ～ 100 倍，是有效的免疫抑制剂，他克莫司治疗 SRNS（MCD）的缓解率达 84% 以上。

环孢素 A：已被广泛应用于 SRNS 患儿的治疗，临床上不能耐受他克莫司治疗或者其他原因者，可选用环孢素 A，其缓解率低于他克莫司，但优于环磷酰胺等其他免疫抑制剂。由于其肾毒性的不良反应（肾小管间质纤维化、高血压等）达 17%，以及多毛和牙龈增生等，限制了其被广泛应用。

环磷酰胺（CTX）：静脉 CTX 冲击治疗的完全缓解率可达 82.4%；口服 CTX 8 ～ 12 周的缓解率为 70%，表明静脉 CTX 冲击治疗较口服 CTX 效果更佳。

② 病理类型为 FSGS：儿童 FSGS 预后差，数年后 25% ～ 30% 可进展至终末期肾病。蛋白尿是 FSGS 进展的重要

因素，由于 FSGS 患儿蛋白尿发生自发缓解率很小（＜ 6%），因此，药物治疗旨在控制蛋白尿。目前认为病理类型为 FSGS 的 SRNS 患儿可采用钙调神经磷酸酶抑制剂，如他克莫司或环孢素 A 进行初始治疗。目前推荐可选择的药物治疗方法有：

他克莫司：是较环孢素更为安全、有效的免疫抑制剂，有 meta 分析结果显示，他克莫司是安全有效的治疗 SRNS-FSGS 的药物，总体缓解率 77%，仍有肾毒性的不良反应。

环孢素 A：应用于 SRNS 患儿的治疗时，临床上可用于不能耐受他克莫司治疗者，但有肾毒性的不良反应。

激素联合环磷酰胺治疗：大剂量甲泼尼龙冲击 1 ～ 3 个疗程后，序贯泼尼松口服联合环磷酰胺静脉治疗（疗程 6 个月～ 1 年），17% 的患儿获完全缓解；ISKDC 的研究不推荐口服环磷酰胺用于 SRNS-FSGS 的治疗。

利妥昔单抗（rituximab）：一种针对 CD19/CD20 阳性的前 B 细胞的单克隆抗体。有研究显示部分表现为 SRNS 的 FSGS 患者行利妥昔单抗治疗有效，但其缓解率要低于激素敏感及激素依赖组。目前还需要大样本多中心的研究来观察其确切的疗效。

尚有以长春新碱冲击、口服吗替麦考酚酯（MMF）等治疗的报道，有一定的临床疗效，但目前尚无较好的临床证据支持，有待大样本多中心对照研究以观察其确切疗效。

③病理类型为 MsPGN：目前国内外尚缺乏有效的治疗方案，可参考选用激素联合静脉环磷酰胺冲击、环孢素 A、他克莫

司等治疗。

④病理类型为 MPGN：本型可进展为终末期肾病，随访6～11 年中有 50% 的患者进展为终末期肾病，20 年则 90% 的患者进展为终末期肾病。可选用大剂量甲泼尼龙冲击序贯泼尼松和环磷酰胺冲击治疗，也可以考虑选用其他免疫抑制剂，如环孢素A、他克莫司、MMF，前述几种药物的选择是小样本且为专家观点，有待于多中心研究。

⑤病理类型为 MN：儿童原发性 MN 很少，少量患者可部分或完全自发缓解，随访 10 年后的儿童原发性 MN，20%～30%的患者可发展至肾功能衰竭。成人 MN 的治疗，建议首选 ACEI和（或）ARB 类药物，若大量蛋白尿、肾功能不断恶化或经上述治疗无明显好转，可选用环孢素 A 和低剂量泼尼松治疗，至少 6 个月；或咪唑立宾（minzoribine，MZR）、他克莫司。尚缺乏治疗儿童 MN 的经验。

⑥多靶点治疗：对于经上述治疗无效的患者，经评估除外遗传性 SRNS、感染、血栓形成等并发症，可采用多靶点治疗。

（4）在缺乏肾脏病理检查情况下的治疗

2010 年前国内外学者将环磷酰胺作为 SRNS 的首选治疗药物，meta 分析结果表明大剂量 CTX（500～750mg/m^2）与泼尼松 [1mg/（kg·d）] 联合治疗效果最好。《激素耐药型肾病综合征诊治循证指南（2016）》推荐采用小剂量泼尼松与 CNIs 联合作为 SRNS 的首选治疗药物，疗程至少 6 个月，如无效则停止使用；另外，可选择大剂量环磷酰胺冲击治疗。

（5）重视辅助治疗

ACEI 和（或）ARB 仍是重要的辅助治疗药物，不仅可以控制高血压，而且可以减少蛋白尿、维持肾功能或延缓肾功能进展，用于肾功能正常或者肾小球滤过率在慢性肾脏病临床分期为Ⅰ～Ⅲ期的患者。

治疗 SRNS 同时要注意并发症的处理。注意改善高凝状态，防止深静脉血栓形成，可预防性使用抗凝药物，如普通肝素或低分子肝素；有高胆固醇血症存在可考虑使用降脂药物，如他汀类药物；有肾小管与间质病变的患儿可加用冬虫夏草制剂，其作用能改善肾功能，减轻毒性物质对肾脏的损伤，同时可以降低血液中的胆固醇和甘油三酯，减轻动脉粥样硬化；伴有肾功能不全可应用大黄制剂。

（夏正坤　高春林）

18. 环磷酰胺：不必"谈虎色变"，使用得当仍然可以为经济困难家庭患儿解决病痛

糖皮质激素目前仍然是治疗原发性肾病综合征的一线药物，但 10% ～ 20% 的患者表现为对激素治疗的耐药或依赖。对于这部分患者，主张联合应用免疫抑制剂治疗。环磷酰胺是最常用的烷化剂类，进入体内后，在肝微粒体酶催化下分解，释放出烷化作用很强的氯乙基磷酰胺（或称磷酰胺氮芥），而对免疫细胞产

生细胞毒作用（其是非选择细胞毒药物），从而发挥显著免疫抑制作用。环磷酰胺价格便宜，是治疗肾病综合征的经典免疫抑制剂。

环磷酰胺有助于延长肾病综合征的缓解期及减少复发，主要用于激素敏感的复发病例，能延长缓解期并减轻对激素的依赖，减少肾病复发；还可改善激素耐药者对激素的效应。对微小病变中激素耐药者，经 CTX 治疗后部分可恢复激素敏感，对于激素维持量期内即有复发者效果较差。环磷酰胺主要作用于细胞周期 DNA 合成后期的有丝分裂，通过影响 DNA 的合成发挥细胞毒作用。对体液免疫的抑制较强，小剂量能抑制 B 细胞增殖，中剂量能抑制 Th（CD4$^+$）细胞，大剂量能抑制 Ts（CD8$^+$）细胞且作用持久。有条件时可在使用 CTX 前检查细胞亚群如 CD4 与 CD8，CD8 增高者选择大剂量 CTX 将会获得更理想的治疗效果。

（1）临床应用

①大剂量环磷酰胺静脉冲击疗法有两种：其一，CTX 剂量 8 ～ 12mg/（kg·d），置于生理盐水 100ml 中静滴，维持 1 ～ 2h，连用 2 天，每 2 周重复一次。其二，CTX 剂量 500 ～ 750mg/（m^2·次），置于生理盐水 100ml 中缓慢静滴，维持 1 ～ 2h，每月 1 次，连续应用 8 ～ 10 次；或连续应用 6 次，而后每隔 3 个月再使用 1 次，连续应用 2 ～ 4 次。以上两种疗法达到累积量停药，在用药期间要严格掌握总累积量不超过 168mg/kg（建议性腺发育的起动阶段与青春期总累积量不超过 150mg/kg），以防止

远期对性腺的损伤，同时需水化治疗，用药时要充分水化，应注意多饮水，适当补液，用 1/4 ～ 1/5 张力液 30 ～ 50ml/kg，每天液体量控制在 1000ml/m²，以保持足够尿量。

②口服环磷酰胺：剂量 2 ～ 3mg/（kg·d），分次口服，疗程 8 ～ 12 周，总体疗效较差。

（2）注意事项

注意近期不良反应(如胃肠道反应、骨髓抑制、肝功能损伤、出血性膀胱炎等)，并严格掌握总累积量一般不超过 168mg/kg，以防止远期对性腺的损伤。近来最令人瞩目的是其远期性腺损伤，此与病程、总剂量相关。北京儿童医院报告应用 CTX 26 例随访，精液检查 5 例无精子，其中 1 例睾丸活检无生精细胞，3 例无精不育。建议选用静脉冲击疗法，间断用药，避免青春期用药。

众多肾病综合征的治疗经验显示，环磷酰胺对于年龄大于 5.5 岁的 NS 患儿效果较好，缓解率为 34%，而＜ 5.5 岁患儿的缓解率为 9%。FRNS 治疗效果好于 SDNS，FRNS 2 年和 5 年的缓解率分别为 72% 和 36%；SDNS 2 年和 5 年的缓解率分别为 40% 和 24%。

19. 他克莫司：二线免疫抑制剂中的一线药

他克莫司和环孢素为细胞因子合成抑制剂，均为钙调神经磷酸酶抑制剂，二者均有抑制 T 淋巴细胞特别是 CD4 的活化及增殖，抑制 T 细胞的细胞因子基因转录，阻断 T 细胞产生 IL-2，干扰 T 细胞活化。在 G_0/G_1 期交界处阻断 T 细胞激活，属 T 细胞早期激活的抑制剂。

他克莫司是从土壤真菌中提取的一种大环内酯抗生素，分子结构、免疫抑制机制与 CsA 不同，作用是 CsA 的 10 ～ 100 倍。他克莫司具有高度脂溶性，口服主要从十二指肠及回肠吸收，在体内分布广泛，主要分布于肝、肾及消化道，达到血中最高浓度的时间约为 1h，半衰期 4 ～ 41h，24h 后从体内消失，多数患者口服后 3 天内可以达到稳定的血液浓度状态。他克莫司通过与胞质内的 FKBP12 相结合，从而与 Calcineurin 发生反应，抑制 IL-2 基因的表达。

（1）临床应用

口服 TAC 的剂量：在使用 TAC 前查 CD4、CD8 与他克莫司基因型 [他克莫司代谢酶细胞色素 P450（*CYP3A5*）基因第三内含子 A6986G]，如 CD4 增高或 TAC 基因型为 3/3（快代谢型）或 3/1（中间代谢型）可考虑选择 TAC，初始剂量 0.1 ～ 0.15mg/（kg·d）[《激素耐药型肾病综合征诊治循证指南（2016）》建议从小剂量开始，剂量为 0.05 ～ 0.15mg/（kg·d）]，每 12h 1 次，空腹。他克莫司的治疗窗窄，需要根据血药浓度监测的结果调整剂量，于服药后 1 周查 TAC 血药谷浓度，而后 2 ～ 4 周监测 TAC 的血药浓度，有效血药浓度维持在 5 ～ 10ng/ml，诱导期 6 个月，每 3 ～ 6 个月减 25%，总疗程 24 个月。

连续使用 TAC 3 个月蛋白尿仍较基线值减少 < 50%，即认为 TAC 耐药，应停用 TAC 改用其他治疗；激素耐药型肾病综合征治疗 6 个月如未获得完全缓解则可停药，如获得部分缓解可继续使用 TAC 至 12 个月；蛋白尿缓解后渐减量，每 3 个月减 25%，低剂量维持 12 ～ 24 个月。KDIGO 指南建议 TAC 联合小剂量激素，疗效高于单独使用 TAC。

（2）注意事项

TAC 疗效与进食时间、含脂肪食物、高胆固醇血症及部分药物的影响有密切关系。因此，要求在进食前 1h 或进食后 2 ～ 3h 服药，减少高脂饮食。部分高脂血症患者需进行降脂治疗，如他汀类药物；TAC 的血药浓度受部分药物影响，如钙离子拮抗剂、甲泼尼龙、雄激素、四环素、酮康唑能增加 TAC 浓度，而利福平、苯巴比妥、复方新诺明可减低 TAC 血药浓度，在同时使用时应考虑其协同或消减作用。

在临床上连续使用 TAC 3 个月，蛋白尿减少不足 50%，即认为 TAC 耐药，应停用环孢素改用其他治疗。因 TAC 可致肾间质小管的损伤，用药期间需监测药物浓度；同时建议每 3 个月监测肾功能（包括肾小管功能）1 次，如果血肌酐较基础值增高 > 30%（即便这种增加在正常范围内）或伴有肾小管功能异常时，应将 TAC 剂量减少 25% ～ 50% 或停药；当肾功能迅速下降、血肌酐增加与尿蛋白减少相分离、接受 TAC 治疗 2 年以上时，应考虑肾穿刺活检以及时发现肾毒性的组织学依据。

东部战区总医院（原南京军区南京总医院）儿科资料表明，65 例患儿经 TAC 治疗 1 ～ 2 个月后，尿蛋白逐渐减少，血清中白蛋白增加迅速，血清白蛋白上升到正常，胆固醇、甘油三酯均有不同程度的改善，总缓解率 83.1%，显效时间为 7 ～ 54 天。病理分型与疾病缓解率分别为微小病变型肾病 96.4%、系膜增生性肾小球肾炎 90.0%、膜性肾病 2/3、膜增生性肾小球肾炎 3/5、局灶性节段性肾小球硬化 4/9。65 例患儿随访，12 例出现胃肠道症状，主要表现为厌食、恶心、呕吐；1 例腹痛；2 例头痛；1 例震颤；1 例感觉异常；3 例失眠；4 例患儿出现一过性血肌酐的升高；8 例 NAG 轻微升高；6 例 C3 与 α_2 巨球蛋白升高；部分患儿在 1 周内恢复正常；其他患儿在 TAC 减药后症状消失。

对所有应用 TAC 有效、但在 TAC 减量的过程中出现复发患者的，可采用 TAC 冲击疗法，剂量为 0.05 ～ 0.1mg/（kg·d），连续 24h 静脉输注，疗程 7 天，浓度控制在 5 ～ 10ng/ml，之后更换为 TAC 口服，剂量为复发前的用量，再按原计划减量，同时监测 TAC 血药浓度与肾小球及肾小管功能，以此为依据调整其剂量（需注意肾功能不全、肌肉疼痛与眼压增高的可能）。

东部战区总医院（原南京军区南京总医院）儿科资料表明，17 例患者在 TAC 减量的过程中出现复发，采用 TAC 冲击疗法 7 天后，15 例尿蛋白转阴，2 例出现不良反应停用，其中 1 例应用 2h 后出现瘙痒、皮肤过敏症状，1 例应用 3h 后出现双膝关节剧烈疼痛。血清中白蛋白增加明显，胆固醇、甘油三酯变化不明显，显效时间为 5 ～ 7 天，总缓解率 100%（2 例停用的患者因无法评估其疗效，故未纳入计算）。本组患者 TAC 冲击疗法起始剂量 0.05 ～ 0.1mg/（kg·d），连续 24h 静脉输注，浓度控制在 5 ～ 10ng/ml，15 例静脉输注 TAC 中 3 例第 5 天获得完全缓解，12 例第 7 天获得完全缓解。这 17 例患者中除 2 例出现不良反应停用外，有 2 例恶心、1 例呕吐，肾小球功能与肾小管无异常；在更换成为 TAC 口服后，1 周内症状消失。结果表明对于在 TAC 减量过程中肾病综合征复发的患者，TAC 冲击疗法可成为有效的选择方法之一。

20. 环孢素：不能耐受他克莫司治疗者可选用

CsA 抑制 T 辅助细胞 CD4 的活化及增殖，下调多种细胞因子，特别是阻断 T 细胞产生 IL-2 而发挥免疫抑制作用。建议 CsA 用于不能耐受 TAC 治疗的患者，有条件的单位在使用 CsA 前可检查 CD4 与 CD8，如 CD4 增高选择 CsA 将会获得更理想的治疗效果。

（1）临床应用

①诱导缓解阶段：初始剂量 4 ～ 6mg/（kg·d），每 12h 1 次，于服药后 1 ～ 2 周查 CsA 血药浓度，维持谷浓度 100 ～ 200μg/L，如＜ 100μg/L 时，CsA 剂量可增加 1mg/（kg·d）；如＞ 200μg/L 时则 CsA 剂量减少 0.5 ～ 1mg/（kg·d），诱导期 6 个月。

连续使用 CsA 3 个月蛋白尿减少不足 50%，即认为 CsA 耐药，应停用 CsA 改用其他药物治疗。激素耐药型肾病综合征患者 CsA 治疗 6 个月如未获得完全缓解则可停药；如获得部分缓解可继续使用 CsA 药物至 12 个月，蛋白尿缓解后渐减量，每 3 个月减 25%，低剂量维持 12 ～ 24 个月。KDIGO 指南建议 CsA 联合小剂量激素，疗效高于单独使用 CsA。

②巩固维持阶段：CsA 应缓慢减量，每 3 ～ 6 个月减 25%，减至 1mg/（kg·d）时维持，总疗程 2 年。

东部战区总医院（原南京军区南京总医院）儿科资料表明，83 例患儿经治疗后，完全缓解率 54%，部分缓解率 28%，未缓解 18%，总有效率达 82%。显效时间为 7 ～ 45d，其效应多出现于用药后 1 个月内。83 例患儿都进行了随访，68 例经 CsA 治疗缓解者中有 17 例在减量或停药后出现复发，复发率为 25%，复发的患儿重新服用 CsA 仍然有效。治疗过程中 5 例患儿出现一过性尿肌酐升高，8 例尿 NAG 酶轻微升高，一般减量或停药后可逆转。近年来发现 CsA 的肾毒性逐年增加，因此，不提倡其作为首选用药。

（2）注意事项：同 TAC。

21. 霉酚酸酯：选择性细胞毒药物一

霉酚酸酯（mycophenolate mofetil，MMF）作为一种新型的免疫抑制剂，因其口服生物利用度高、能特异性作用于淋巴细胞、无肝肾毒性和骨髓抑制等不良反应，近年来被广泛应用于临床。

MMF 是霉酚酸（mycophenolic acid，MPA）的 2- 乙基酯类衍生物，口服后在体内迅速被水解为具有免疫抑制作用的活性代谢产物霉酚酸，后者可逆性地抑制鸟嘌呤核苷酸经典合成途径中的限速酶次黄嘌呤核苷酸脱氢酶（MPDH），对鸟嘌呤核苷酸合成的另外一条途径即补救途径无影响。MPDH 受到抑制后，鸟嘌呤核苷酸合成减少，进而影响 DNA 和 RNA 的合成。淋巴细胞多依赖经典途径合成嘌呤核苷酸，而中性粒细胞和其他细胞则可以通过经典途径和补救途径合成嘌呤核苷酸，因此，霉酚酸可以选择性抑制嘌呤合成，抑制 T 淋巴细胞、B 淋巴细胞抗体合成及黏附分子表达，限制白细胞与内皮细胞的黏附，实现抗炎、抗纤维化作用，同时通过抑制内皮细胞增殖，实现对肾小球增生性病变和血管损伤的抑制作用，从而有效降低尿蛋白的水平，并对机体自身抗体的产生进行负向调控，减少肾小球内皮下免疫复合物的沉积和炎性反应。动物实验表明通过抑制巨噬细胞或 T 细胞的免疫反应，减少炎症因子、黏附分子的表达，可以成功治疗新月体性肾炎。而用 MMF 治疗狼疮模型小鼠，其免疫复合物较非治疗组也显著减少。

（1）临床应用

MMF 可以与多种免疫抑制剂联合使用，目前被广泛应用于移植术后、系统性红斑狼疮、原发性肾病综合征、小血管炎等。我国 2009 年《儿童常见肾脏疾病诊治循证指南》推荐 MMF 的使用剂量为 20 ～ 30mg/（kg·d），分两次口服，维持谷浓度在 2.5 ～ 4.0mg/L，诱导期 4 ～ 6 个月，建议诱导剂量后每 3 ～ 6 个月减少 10mg/（kg·d）维持治疗，总疗程 12 ～ 24 个月。

连续使用 MMF4 个月无效者可列为耐药。美国一项多中心研究认为，MMF 治疗时间至少应该维持 6 个月。MMF 口服之后会迅速在血浆脂酶的作用下水解成活性代谢产物霉酚酸。霉酚酸的生物利用度为 94%，给药后约 2h 达到最大血药浓度，由于存在肝肠循环，6 ～ 12h 血药浓度会出现第二个峰。

霉酚酸的治疗效果及不良反应均与血药浓度和在体内的暴露药量有关，因此在使用 MMF 治疗的过程中需要密切监测其血药浓度。研究发现霉酚酸在人体内存在蓄积现象，这可能和其与血浆蛋白结合率较低导致霉酚酸清除率较高有关，也可能与肝葡萄糖醛酸转移酶活性降低有关。葡萄糖醛酸转移酶是霉酚酸代谢的关键酶，激素可诱导该酶活性。但是 MMF 个体间药代动力学差异较大，有研究发现移植术后的患者使用 MMF 治疗，不同患者之间服药后血药浓度差异高达 21.4 倍，即使是同一名患者，在移植后数周内血药浓度变化也很明显。而霉酚酸产生药物毒性的浓度范围较大，与有效治疗浓度有一定重叠，因此，及时检测血药浓度对维持患者最佳的免疫抑制治疗水平极为重要。

MMF 在 20 世纪 90 年代被批准用于肾移植术后的急性排斥反应，研究表明 MMF 适用于短期和长期免疫抑制治疗，能大大降低短期的急性排斥反应，提高 10 年移植存活率。而 MMF 单独使用，可以作为长期维持治疗，改善肾功能，特别是对接受老年供体者有益。

1998 年，Briggs 等首次将 MMF 用于成人激素耐药型肾病综合征的治疗，取得较好的效果，此后越来越多人将 MMF 用于治疗原发性肾病综合征，特别是激素耐药型 / 激素依赖性肾病综合征。Bagga 等人使用 MMF 联合糖皮质激素治疗激素依赖性肾病综合征患者，该研究纳入 19 名患者，这些患者均长期口服糖皮质激素或 CsA 进行治疗，在联合 MMF 进行治疗后，激素的用量明显减少。Gellermann 的研究将 MMF 用于治疗 6 名因服用 CsA 产生肾脏毒性的患者。这 6 名激素依赖性肾病综合征患者的病理类型均为微小病变型，MMF 平均治疗 25.4 个月后，5 名患者得到缓解。

国内最早于 1999 年开始使用 MMF 治疗儿童难治性肾病，5 名患儿加用 MMF 后激素用量均明显减少，且无明显不良反应发生。有研究发现，MMF 治疗效果与肾病综合征的病理类型有关，国内一项研究应用 MMF 联合小剂量糖皮质激素治疗 21 名难治性肾病综合征患儿，结果发现，增生性病变的难治性肾病综合征的治疗效果优于非增生性病变的难治性肾病综合征。病理类型表现为局灶性节段性肾小球硬化的患者临床多表现为激素耐药型肾病综合征。Echeverri 等研究发现，MMF 治疗 FSGS 患儿，治疗 1 个月缓解率达到 61.5%，维持治疗 1 年也可显著降低复发率。

中国医学临床百家

MMF 因其免疫抑制作用强，毒副作用小，正逐步取代硫唑嘌呤作为一线药物用于临床。适应证为各型狼疮性肾炎，特别是Ⅳ型；大血管炎及其他自身免疫性疾病。MMF 耐受性好，对肝功能几乎没影响，故在合并肝功能异常时可首选此药。

目前国内儿童肾脏病治疗指南推荐 MMF 治疗剂量为 20～30mg/（kg·d），分两次口服，维持谷浓度在2.5～4.0mg/L，诱导期4～6个月，建议诱导剂量后每3～6个月减少10mg/（kg·d）维持治疗，总疗程24个月。连续使用 MMF 4个月无效者可列为 MMF 耐药。

（2）注意事项

MMF 毒副反应主要有胃肠道反应和感染；少数患者出现潜在的血液系统骨髓抑制，如贫血、白细胞减少、肝脏损伤。

MMF 治疗可减少激素用量、降低复发率，未见有明显的胃肠道反应和血液系统不良反应。对 CsA 抵抗、依赖或 CsA 治疗后频复发患儿，MMF 能有效减少泼尼松的用量和 CsA 的用量，可替代 CsA 作为激素的替代剂。MMF 停药后，68.4% 患儿出现频复发或重新激素依赖，需其他药物治疗。

MMF 的不良反应包括白细胞数减少和感染，此外，肝功能损伤及胃肠道反应也是其常见的不良反应。较为罕见的不良反应是可能引起药源性糖尿病，国内曾有肾病综合征患儿使用 MMF 后并发糖尿病的报道。与传统的免疫抑制剂相比，MMF 的肝脏、肾脏、骨髓毒性均较低，有研究表明治疗难治性肾病综合征时，使用 MMF 的患者其肝脏功能及月经紊乱发生概率均优于 CTX 组。美国一项多中心、前瞻性研究中 33 名频繁复发的肾病综合征患儿使用了 MMF，仅 1 名患儿因中性粒细胞数减少退出治疗，其余患儿均无明显不良反应。Eiske 等的研究发现在治疗频繁复发性肾病综合征中，MMF 的不良反应比 CsA 小，但复发率略高于 CsA 组。

MMF 作为一种免疫抑制剂，其疗效显著，不良反应较轻，与其他免疫抑制剂联合使用可以大大减少药物不良反应，对于难治性肾病综合征患者，特别是年轻、性腺未发育成熟的患者是一种较成熟的治疗方案。但使用时仍需注意检测血药浓度，这对维持较好的治疗效果和减少患者不良反应发生至关重要。

22. 咪唑立宾：选择性细胞毒药物二

MZR 是一种新型的免疫抑制剂，能特异性抑制快速增长的淋巴细胞，从而产生免疫抑制作用。其是由日本学者 1971 年从土壤中分离的子囊菌 M22166 株的培养滤液中分离出来。1984 年日本国政府批准其作为一种免疫抑制剂，用于治疗肾移植的排斥反应、系统性红斑狼疮、类风湿性关节炎和肾病综合征。近 10 年来 MZR 被逐渐应用于频繁复发和激素耐药的肾病综合征的治疗。MZR 可单独使用或与其他免疫抑制剂合并使用。

（1）MZR 作用机制

①咪唑立宾进入细胞后，在腺苷激酶的作用下磷酸化，变为

MZR-5'-P。② MZR-5'-P 通过竞争性地抑制次黄嘌呤核苷酸脱氢酶（IMPDH）和单磷酸鸟嘌呤核苷酸合成酶（GMP）而抑制 GMP 的合成，使鸟苷酸合成减少，细胞内 RNA 和 DNA 合成减少，抑制了 S 期细胞的 DNA 合成，从而抑制淋巴细胞的增殖。

（2）药代动力学

MZR 口服后可吸收，生物利用率较低，平均为 41%。服药后 3～4h 血药浓度达峰值，一般有效浓度为 0.1～3μg/ml。其以原形由肾排泄，半衰期 2～18h。胆汁酸及胆盐对 MZR 血药浓度有影响，建议饭后半小时服用，以减少胆汁释放对血药浓度的影响。

（3）MZR 使用方法

① MZR 最初剂量 5mg/（kg·d），每日 1 次顿服，早饭后用药（每天最大量不超过 150mg），根据 MZR 血药浓度调整剂量，测定服药 2h 后的 MZR 血药浓度。控制血药浓度的峰值（C_{max}）在 2～5μg/ml。诱导期维持至 6 个月开始减量，每 3 个月减 1mg/（kg·d），减至 3mg/（kg·d）用药到 1 年 [如需继续维持治疗，每 3 个月减 1mg/（kg·d），减至 1mg/（kg·d）用药到 2 年]。

② 5mg/（kg·d）每日 1 次，早饭后顿服，用药 1～2 个月后未达完全缓解者进行 MZR 冲击疗法。

（4）MZR 冲击疗法

① 10mg/（kg·d）隔日 1 次顿服，早饭后用药（每 2 天最大量不超过 300mg），1 个月后完全缓解则改为 5mg/（kg·d），

每日 1 次顿服。维持至 6 个月开始减量，减量方法同前。

② 10mg/（kg·d）隔日 1 次顿服，1 个月后未达完全缓解，继续冲击 1 个月。

（5）MZR 治疗反复

如在用药过程中出现反复或尿蛋白增加，MZR 维持复发时的原剂量，可采用以下方案之一：

①寻找感染源，如有感染，先抗感染治疗 1 ~ 2 周；

②隔日激素 < 0.75mg/kg 时，可改为每天 1 次顿服 0.75mg/kg；

③激素恢复到原方案（复发时糖皮质激素的用药方法）。

（6）注意事项

①不宜用于激素耐药性肾病综合征的患者。

②肾功能低下患者（肌酐清除率在 60ml/min 以下者或血清肌酐在 100μmol/L 以上者）。儿童 eGFR 推荐公式为 Schwartz 公式：GFR[ml/（min·1.73m^2）]=[K× 身长（cm）]/SCr（μmol/L）。2 ~ 16 岁女孩，K 值 49；2 ~ 13 岁男孩，K 值 49；13 ~ 16 岁男孩，K 值 62。

③对咪唑立宾既往有严重过敏的患者。

④白细胞数在 3000/mm^3 以下的患者。

⑤有肝功能异常的患者。

⑥血尿酸 > 480μmol/L 时，应用别嘌呤醇 2 周（儿童剂量每日 8mg/kg，每日 2 ~ 3 次），2 周后如血尿酸下降即 MZR 正常使用，如上升停用 MZR。

23. 利妥昔单抗：一颗冉冉升起的新星，但用于儿童肾病综合征的治疗经验仍在不断的摸索积累中

利妥昔单抗（rituximab，RTX）是一种针对 CD20 阳性前 B 细胞的单克隆抗体制剂。近年来其治疗 SRNS 的研究显示，对其他免疫抑制剂无效的患者，部分应用利妥昔单抗可获得缓解，或减少复发次数。其能完全清除 CD19 细胞 6 个月或更长，与其他免疫抑制剂合用有更好的疗效，但缺乏随机大样本量的研究。其不良反应的观察也缺乏长时间的数据支持。其缓解率较 SSNS/FRNS 组低，因此有待更大更有说服力的研究。

CD20 分子是表达于前 B 淋巴细胞和成熟 B 淋巴细胞表面的一种钙通道蛋白，通过调节跨膜钙离子流动，直接对 B 淋巴细胞的增殖和分化起重要调节作用。RTX 是一种人鼠嵌合型抗 CD20 单克隆抗体，由鼠抗 CD20 单克隆抗体的可变区 Fab 和人 IgG 抗体恒定区 Fc 片段构成，其人源性区域介导正常的宿主效应功能。RTX 识别 B 细胞表面的 CD20 分子，并与其高亲和力结合，通过信号转导和多种激酶的级联反应，介导 B 细胞凋亡。主要机制包括：①抗体依赖性细胞介导的细胞毒性作用（主要效应）：巨噬细胞、自然杀伤细胞、单核细胞通过其 Fc 受体与 RTX 的 Fc 段结合而聚集，诱导 $CD20^+B$ 淋巴细胞溶解；②补体介导的细胞毒性作用：RTX 与 CD20 抗原结合并与补体 C1q 结合，激活补体级联反应形成膜攻击复合物，引起 $CD20^+B$ 淋巴细胞溶解；

③直接诱导 B 淋巴细胞的凋亡：RTX 与 CD20 抗原结合，启动 Caspase-3 介导的信号转导通路诱导细胞凋亡。

在小鼠模型中发现，RTX 侧链氨基酸能通过和足细胞表面酸性鞘磷脂酶样磷酸二酯酶 3b（SMPDL-3b）结合，通过 ASMase 跨膜信号转导，阻止肌动蛋白重构，稳定足细胞骨架，抑制足突细胞消失。Ravani P 等还发现 RTX 能够识别 Th17 细胞表达 CD39 和 CD161，抑制 Th17 释放致炎因子 IL-17，降低了炎症反应对足细胞的损伤。足细胞作为肾小球上皮超滤功能的组成细胞，其的功能紊乱会加快肾脏疾病的进程。

（1）利妥昔单抗在 FRNS/SDNS 患儿中的应用

Ito 等多中心回顾性分析 55 例 FRNS/SDNS 患儿（RTX 治疗每周每次 $375mg/m^2$，1 ～ 4 次），其中 4l 例（75%）顺利停用激素。随访期间，28 例（51%）复发。此研究提示，RTX 能有效地减少激素依赖的发生，加快激素或二线药的减量及停药，但远期疗效不显著，RTX 治疗后加用免疫抑制剂可降低 INS 复发率。Kemper MJ 等报道 37 例 SDNS 患儿 [RTX：375mg/（m^2·次），1 次 / 周，1 ～ 4 次] 中，26 例（70.3%）持续缓解超过 12 个月，35 例（95%）可停用激素，22 例（60%）可停用免疫抑制剂。随访 2 年以上，24 例（65%）复发，RTX 治疗 3 ～ 4 次比治疗 1 ～ 2 次无复发时间明显延长（$P < 0.05$）。提示 RTX 的多次治疗可延长疾病缓解时间。Iijima K 等设计了一个多中心、双盲、随机、安慰剂对照的前瞻性临床试验，48 例 FRNS/SDNS 患儿分 2 组，

RTX 治疗组与安慰剂组（两组同时每周每次给药 $375mg/m^2$，连用 4 周），结果表明，RTX 组（267 天，*95%*CI：23 ～ 374）经治疗后平均无复发期明显较安慰剂组（101 天，*95%*CI：70 ～ 155；*P* < 0.0001）长。12 个月后，RTX 治疗组 24 例患儿中有 17 例复发，复发率 71%；安慰剂组 24 例患儿中 23 例复发，复发率 96%。19 个月后，48 例患儿全部复发。此结果进一步证明，RTX 能有效地防止 FRNS/SDNS 的复发，短期效果明显，远期疗效不显著。近来一些文献报道对 FRNS/SDNS 患儿单次静滴 RTX 也取得良好的效果。Fujinaga S 等回顾性分析 43 例 SDNS 患儿（RTX 治疗 1 次，剂量为 $375mg/m^2$，随访 > 2 年，平均 5.4 年），39 例（91%）平均 586 天复发，结果表明患儿无复发时间延长，且提示 B 细胞的恢复及 RTX 治疗起始年龄与用药后首次复发风险是相关联的。另报道 19 例 SDNS 患儿（微小病变型，RTX 治疗 1 次，剂量为 $375mg/m^2$），随访期间，10 例完全缓解，9 例复发，激素用量较用药前明显有所下降；虽 B 细胞清除（CD20 < 0.5%）仅维持 1 ～ 6 个月 [平均（2.92±1.57）个月]，但已缓解患儿在 B 细胞恢复时并未出现蛋白尿。由此可见，单剂量 RTX 也能快速诱导病情缓解，减少激素用量，缓解激素依赖，延长复发时间，且随访期间极少有不良反应。但长期结果尚需进一步评估。

（2）利妥昔单抗在 SRNS 患儿中的应用

SRNS 患儿的治疗目前仍是一个棘手的问题。Kari JA 等报道的 4 例 RTX 无效的 SRNS 患儿（2 例局灶性节段性硬化、1 例微小病变型、1 例 IgM 肾病），在给予单次 RTX（375mg/m^2）后，只有 1 例患儿达到缓解（蛋白尿从 4.9g/24h 降至 0.15g/24h，血清蛋白从 6g/L 升至 36g/L），但 4 个月后该患儿再次复发，其他 3 例无效。提示单剂量 RTX 可能对 SRNS 无明显疗效。Magnasco 等对 31 例 SRNS 患儿进行随机对照研究，其中 RTX 组（隔周每次 375mg/m^2，2 次）15 例，传统治疗组（激素 + 免疫抑制剂）16 例，结果发现 RTX 组蛋白尿明显好转，但无统计学意义。提示 RTX 除可以明显减轻长期应用激素及免疫抑制剂的不良反应外，对 SRNS 的疗效与传统治疗比较无明显优势。然而，最近文献报道：1 例 FSGS 患儿，在给予 2 次 RTX 治疗（隔月每次 375mg/m^2）后，患儿病情缓解。Ito 等也报道 19 例 SRNS 患儿（8 例 MCNS、11 例 FSGS），给予 RTX 治疗（每周每次 375mg/m^2，1 ～ 4 次），平均随访 2 年后，6 例完全缓解，6 例部分缓解，7 例无效（含 1 例 *WT1* 基因变异），总有效率达 63.2%。Nakagawa T 采用 RTX 治疗 [连用 4 周，1 周 1 次，375mg/（m^2·次）]+ 激素冲击巩固，3 例 SRNS 患儿完全缓解且无不良反应。研究表明 RTX 治疗 SRNS 是有效果的，多次治疗会延长病情缓解时间，而不同病理类型 SRNS 治疗效果不同。Suyama 等使用 RTX 联合低剂量环孢素（RTX-CyAT）治疗 5 例 SRNS 儿童（FSGS），随访过程中，有选择性加用 RTX 以维持 CD19$^+$ B 淋巴细胞水平，泼尼松逐渐减药至停药，结果 2 例无复发，3 例（333±89）天后复发。此研究提示联合 RTX 多靶点治疗可以减少激素和免疫抑制剂的用量，降低复发率。综上所述，RTX 治疗 SRNS 无效可能与 RTX 剂量、疾病严重程度、病理类型等因素有关。增加 RTX 治疗次数或 RTX 联合其他免疫抑制剂多靶点治疗，对 SRNS 有确切的治疗效果，但远期疗效及安全性尚需要更大样本多中心研究。

（3）安全性

绝大多数 INS 患儿对 RTX 治疗耐受性良好，不良反应发生率较低，多为输液反应，且可自行缓解。第一次静脉输液 30 ～ 120 分钟内，急性反应出现较多，包括发热、寒战、头痛、面部潮红、瘙痒、皮疹、呕吐、腹痛、腹泻、心动过速等，偶尔出现支气管痉挛、呼吸困难或低血压，可通过减慢滴注速度或暂停滴注处理。RTX 输注前预防性应用抗组胺药、对乙酰氨基酚及激素可有效预防不良反应。Iijima K 等在前瞻性临床试验中提出：RTX 治疗过程中发生的 3 ～ 4 级不良事件包括低丙球蛋白血症、淋巴细胞减少症及中性粒细胞减少症。此报道与 Fujinaga S 等报道的 RTX 治疗后出现 3 例严重中性粒细胞减少症（中性粒细胞计数 < 500/mm³）、9 例低丙球蛋白血症（免疫球蛋白水平 < 500mg/dl）的结论相似。由此可见，RTX 治疗会增加 INS 患儿感染的风险。Prytuta 等报道 3 例 SRNS 患儿经 RTX 治疗后出现严重的感染，1 例出现严重粒细胞缺乏从而导致脓毒症，另 2 例出现肺炎。Grenda R 等还报道 1 例患儿因肺部重症感染而死亡。另外，有卡

氏肺囊虫肺炎、急性关节炎、腹膜炎、严重轮状病毒胃肠炎、溃疡性胃肠病、一过性肝细胞溶解、外周静脉血栓形成、RTX 相关性肺损伤，以及致命的肺纤维化等严重不良反应的散在报道。在众多不良反应中，肺部不良反应尤其需要关注，其表现多样，致死率高。目前多主张 RTX 的使用需特别谨慎，不宜用于严重、活动期感染的病例。预防性应用磺胺甲基异恶唑以防治卡氏肺囊虫肺炎，同时建议检测血细胞计数，以及时发现血液系统不良反应。

2012 年 RTX 被列入 KDIGO 指南，其适应证为激素和免疫抑制方案最佳治疗后仍频繁复发患儿、对其他免疫抑制剂治疗有明显不良反应的患儿。

具体使用方法及疗程无统一规范，专家共识建议使用方法为 $375mg/m^2$，静脉输注，每周 1 次，共 1～4 次。东部战区总医院（原南京军区南京总医院）儿童肾病诊疗中心采用每半年 1 次静脉输注，理论依据是 RTX 清除 B 细胞的作用能维持 5 个月左右，6～7 个月后病情随着 B 细胞的回升可能出现复发。需监测 CD20 阳性细胞计数决定用药时间，初次检测低于 100 个/ml 暂不输注。治疗过程中注意过敏反应及生命体征监测，半年内监测继发少见菌感染。

越来越多的资料表明，RTX 针对 B 细胞靶点治疗 SRNS 已经取得良好的短期效果，尤其对于 FRNS/SDNS 微小病变型患儿。一些患儿注射 RTX 1 次后即可达到持久的 B 细胞清除和蛋白尿缓解；另一些患儿可能需要数个疗程。对于 SRNS 患儿，联合 RTX 等多靶点治疗能有效地减轻激素抵抗，延长疾病缓解时间。此外，RTX 应用时机、应用范围、应用剂量和次数均需进一步考证，在已有的文献报道中，RTX 治疗时处于肾病水平蛋白尿的患儿似乎对治疗反应较差，尿液中丢失 RTX 可能影响了治疗效果；B 淋巴细胞增高或清除与否，患儿均有复发可能。RTX 治疗的安全性尚不明确，多次治疗或大剂量治疗会增加不良事件的发生。RTX 的远期疗效及安全性尚需多中心、前瞻性、大样本的随机对照试验来证实，及时制定 RTX 在肾病中的治疗指南有利于临床上规范化用药。

24. 多靶点治疗：一个联合治疗措施

对于经上述治疗无效的患者，经评估除外遗传性 SRNS、感染、血栓形成等并发症，可采用多靶点联合治疗，如 pred+CNIs+CTX、pred+CNIs+MMF、pred+CNIs+RTX、pred+MMF+RTX。

25. 雷公藤中成药制剂：不再推荐使用

由于其对儿童性腺的抑制等不良反应，2012 年 10 月 18 日国家食品药品监督管理局要求修订雷公藤中成药制剂说明书。禁忌证包括儿童、育龄期有孕育要求者、孕妇和哺乳期妇女。不推荐使用于儿童难治性肾病综合征（频繁复发型、激素依赖型和激素耐药型肾病综合征）。

综上所述，经过近半个世纪的探索，FRNS 和 SDNS 的治疗已取得长足进步。经循证医学分析，CTX、CsA 和左旋咪唑等有比较充分的证据能延长缓解期和减少复发，可作为首选的非激素治疗药。长达 5 年的随访显示，CTX 治疗的患儿复发率较 CsA 更低，无复发时间更长，但使用时需注意患儿的年龄，尤其对青春期患儿应予高度的重视。从循证医学的证据看，MMF、FK506、RTX 等在治疗方面也显示出明显的效果，但尚缺乏相关研究证据。因此，对 SDNS 和 FRDS 患儿用药时，应考虑免疫抑制剂的不良反应、治疗的时间和费用，结合患儿的个体差异和对药物的耐受情况，由医生和患儿（或家属）共同选择，同时要避免过度和不恰当的使用，以避免药物的滥用和不良反应。

"难治性肾病相关诊疗科普问题" 之我见

26. 患儿出现哪些情况，就算难治性肾病？

（1）患儿出现哪些情况属于难治性肾病？

难治性肾病主要包括三种：激素依赖型、激素耐药型和频繁复发型肾病综合征。

（2）患儿使用足量的激素治疗，疗程到了仍无效果，就是激素耐药吗？

①什么情况算没效果？

2009 年我国专家制定了《儿童难治性肾病的指南》，对激素耐药做了明确说明。激素耐药是指用糖皮质激素治疗 4 周后没有效果。什么情况算是没效果呢？如果治疗 4 周后各项指标（如尿蛋白、血浆白蛋白、血脂）都没有改变甚至加重了，这种情况就算是激素耐药。

②怎么才算足量用药？

怎么判断患儿是不是因为药量不够导致治疗效果不好的？对于儿童难治性肾病，医生提倡早期、足量、全疗程使用糖皮质激素，儿童的激素使用剂量以泼尼松计算，每天每公斤体重 2mg，当然这个公斤体重是指"标准体重"。比如，一个 6 岁孩子的标准体重是 20kg，得了肾病后孩子可能有胸水、腹水，称重可能有 30kg，这时候就不能按照 30kg 来计算药量，要按照标准体重 20kg 来计算。还有一些患儿长期营养不良，导致消瘦，可能称体重只有 15kg，这时候就要按照孩子的实际体重来计算药量，这是需要注意的地方。其他药物比如他克莫司、环孢素等，除了可以根据每公斤体重来计算药物剂量以外，还需要根据血液中的药物浓度或基因型来监控是否达到有效的药量或调整药物剂量。

③疗程到了没效果，会不会是药效慢？

在激素应用时间上，要提醒家长多一些耐心，对初治的肾病综合征患者一般要观察 4 周。有些家长观察到孩子用了激素 1～2 周后尿蛋白没转阴、浮肿没有减轻，就着急换药，这是不可取的。观察到 4 周后，医生会根据孩子的情况评估是否需要更换药物。经过临床统计，确实有 10% 的患者使用激素 4～8 周才能够起效，但是医生不能让其他 90% 的孩子都延长激素治疗时间，来确保这 10% 的孩子病情得到缓解。因此，临床上如果应用激素 4 周后没有缓解，医生就会改变激素的使用方法或调整药量或更换药物。当然，经验丰富的大夫会根据每个孩子的病情判断其是否需要延长疗程观察其效果。

④哪些原因会导致孩子出现激素耐药？只要规律用药，就不会出现激素耐药吗？

规律用药可以减少激素耐药出现的概率，这是肯定的。但是仍然有一部分患儿会出现激素耐药，因为激素耐药受多方面因素影响，比如遗传因素、特殊病理类型的肾病等。大多数儿童肾病都是微小病变型，80%～90%的患儿用激素治疗有效。非微小病变型肾病的患儿出现激素耐药的比例要高一些，特别是局灶性节段性肾小球硬化型。此外，如果孩子有激素代谢异常和信号转导调节异常等情况，会更容易出现耐药。

27. 肾病患儿出现激素依赖，该怎么调药？

（1）孩子出现哪些情况属于激素依赖？激素减量阶段，尿蛋白出现（3+），就是激素依赖吗？

激素依赖的前提是患儿对激素治疗敏感，即用激素治疗是有效的。如果患儿在激素减量或者停药后，两周内尿蛋白又出现加号，并且连续发生两次，就认为患儿激素依赖。如果只出现了一次这种情况，还不能称为激素依赖。

（2）哪些原因容易造成孩子激素依赖？是因为用量太大了吗？还是因为用得太久？

激素用量大、用药时间长是导致激素依赖的原因之一。引起激素依赖的因素主要有两方面：一是生物因素；二是生理因素。生物因素是指外源性的糖皮质激素每天每公斤体重 2mg 进入体内，会抑制自身的肾上腺皮质产生糖皮质激素，容易产生药物依赖。生理因素是指自身的肾上腺皮质萎缩后，身体就会依赖外源性激素，当机体慢慢适应了这种状态，一旦外源性激素的剂量减少或者停药，就会出现临床症状。

（3）出现激素依赖，激素就要一直吃下去、无法停药了吗？

孩子出现激素依赖，就无法停药了吗？既然激素有效，能不能一直吃下去？这是家长们最常见的两种极端想法。出现激素依赖，还要继续吃激素，这是肯定的，但不是就这么一直吃下去，要调整用药方案。出现激素依赖后，要加用免疫抑制剂来阻断激素依赖的情况。此外，激素也不可以一直吃下去，因为会出现不良反应，并且停药后仍然会复发。家长们也都了解，儿童肾病每复发一次，肾脏的损伤就会加重一次。因此，必须通过其他药物来改变激素依赖的现状。

（4）哪些情况下需要选择激素冲击疗法？效果如何？不良反应会不会特别大？

激素冲击疗法就是用大剂量的甲强龙治疗，每天每公斤体重 15 ～ 30mg，每天用 1 次，3 天 1 个疗程。指南推荐，冲击治疗的最大剂量不能超过 1g，东部战区总医院（原南京军区南京总医院）儿童肾病诊疗中心一般最大剂量不超过 500mg，目的是减少并发症的发生。激素依赖型、频繁复发型和激素耐药型都可以采用冲击疗法，前两种类型效果更好一些。既然是大剂量的激素冲击治疗，不良反应自然要大一些。医生会严格评估患儿是否适合采取冲击治疗，防止并发症的出现。比如患儿有没有高血压、眼压高、感染等情况，如果有，就把这些情况控制好以后，再考虑进行冲击治疗。

（5）出现了激素依赖，可以直接换用免疫抑制剂吗？可以换用中药吗？

出现激素依赖，除了改变激素的使用方法，更换激素的种类也会有比较好的效果。比如平时用泼尼松，出现复发后可以选用甲基化的泼尼松。正常情况下，泼尼松进入体内要经过肝脏等进行转化，才能发挥作用，如果在减药阶段出现复发，可以更换甲基化的泼尼松，不需要经过羟化与甲基化就能发挥作用，可能会取得更好的效果。

那么，出现激素依赖后能不能不用激素，直接换免疫抑制剂呢？原则上，一种药物能解决问题的时候，就不要换第二种药物。因此，首先考虑更换激素的种类，如果换了激素种类有效果，那就继续使用；如果没有效果，肯定要加用免疫抑制剂。加用免疫抑制剂的时候可以选择一些中药，但是中药成分比较复杂，建议家长咨询正规儿童肾病专科医生，服用一些对肾脏没有损伤或者损伤小的中药，服药期间应定期监测肾小管和肾脏功能，一旦出现问题应及时评估是不是与药物相关，以及时采取应对措施。

（6）雷公藤多甙片是否可以用于治疗难治性肾病？

雷公藤多甙片是我国肾病治疗中非常有效的广谱免疫抑制剂，在成人患者中使用非常广泛，治疗儿童肾病早期效果也非常好，并且价格低廉。但是，2013 年国家食品药品监督管理局修订了雷公藤多甙片的说明书，明确指出禁止其在儿童中使用，也就是说 18 岁以下的患者禁用，因而不建议儿童使用雷公藤多甙片。

（7）加用了免疫抑制剂，激素就能慢慢减量了吗？

总体来说，病情好转后两种药物都要逐渐减量，建议先停激素再停免疫抑制剂。一般激素停药后 3 ～ 6 个月再停免疫抑制剂。

28. 肾病患儿出现激素耐药，该怎么调药？

（1）孩子出现了激素耐药该怎么办？有医生建议做肾穿刺活检，要做吗？有什么用？

孩子出现激素耐药，家长千万不要放弃治疗，激素耐药也是有办法治疗的。最新的治疗指南建议在激素耐药后，可以用大剂量的甲强龙冲击治疗，每天每公斤体重 15 ～ 30mg，坚持用 3 天为 1 个疗程。东部战区总医院（原南京军区南京总医院）儿童肾病诊疗中心在全国多个治疗中心做了调研，发现采取激素冲击治疗后，有 43.7% 的激素耐药患者病情能够缓解，或者出现尿蛋白转阴，这说明激素冲击治疗是有效的。激素冲击治疗后，如果尿蛋白能够转阴，就跟激素敏感的患儿一样，进行一步步地规律减药。如果冲击治疗后两周，尿蛋白仍然没有转阴，那说明患儿是真正的激素耐药。此时，建议做肾穿刺活检，明确肾病的病理类型和疾病的轻重程度，以便调整治疗方案，同时也可以评估治疗效果。有些家长对肾穿刺活检有些忌讳和担心，从目前国内的肾脏穿刺活检的情况看，这项检查还是十分安全的。

(2) 患儿出现了激素耐药，用大剂量激素治疗还会有效果吗？

大剂量甲强龙冲击治疗，有 43.7% 的患者能够得到缓解，这个比例是非常高的。为什么正常量的激素没有效果，冲击剂量的激素会有效？这是因为不同剂量的激素作用途径不一样。就好像是我从南京去北京，目的地都是北京，但我可以坐火车，也可以坐飞机。每天每公斤体重 2mg 激素用量，就像是"坐火车"，慢一点，如果有效就继续用。如果没效果就改"坐飞机"，用 10 倍左右剂量的甲强龙冲击治疗，可能就会达到很好的治疗效果，其根本原因在于发挥作用的途径是相同的。

(3) 如果激素调整药量后，患儿蛋白尿、水肿等症状还没消失，用不用等几天看药物是否起效？

前面我们讲过，甲强龙冲击治疗需要 3 天，接下来改成常规剂量激素治疗 11 天，也就是每天每公斤体重 2mg，这样一共 2 周的时间，加上前面的 4 周治疗一共是 6 周。如果此时尿蛋白没有转阴、水肿仍然没有消退，就必须加用免疫抑制剂。

那么免疫抑制剂是单独使用还是多种药物联合使用？总体的治疗原则是：如果一种药物能解决问题，就单独使用，如果这种药物超过起效的时间窗（即出现耐药）还没有效果，就要 2 种甚至 3 种药物一起使用。所谓药物时间窗，其实就是药物起效的时间，每个药物起效的时间不一样。比如他克莫司是 3 个月内，也就是患者用了他克莫司以后要观察 3 个月，不能刚刚用他克莫司 1～2 周没效果就换药，可能是药物起效的时间窗没到，3 个月以后如果没效果才会考虑加用其他的免疫抑制剂。

（4）治疗儿童肾病综合征的免疫抑制剂有哪些？激素耐药患儿选择哪种免疫抑制剂比较好、不良反应小？

治疗儿童肾病综合征的免疫抑制剂主要分两大类：非生物制剂和生物制剂。比如他克莫司、环孢素、环磷酰胺、糖皮质激素，还有雷公藤多甙片等，都属于非生物制剂。生物制剂主要有利妥昔单抗，其对激素依赖的患者效果很好。

（5）免疫抑制剂种类那么多，该如何选择？

这个问题相对复杂，要根据不同的患者、不同的病情来选择最适合的。免疫抑制剂没有好与差的分别，比如患儿出现激素耐药，通过细胞亚群检查，发现孩子 CD8 细胞值比较高，那么选择环磷酰胺效果会更加理想；检查 CD4 高，或者患儿 *CYP3A5* 基因是 3/3 型，这时候就建议选择他克莫司，从小剂量开始使用。总而言之，就是要根据不同的患者采取不同的方案。

（6）免疫抑制剂和激素怎么服用？一般用多久后各项指标能够正常？

为了减轻药物对胃肠道的刺激，一般建议糖皮质激素在饭后半小时服用。不同的免疫抑制剂，服用要求差别很大，像他克莫司一般建议空腹服用，在餐前一小时或者餐后两小时。每种免疫抑制剂的具体使用方法要咨询儿童肾病专科医生，还要根据血液中药物的浓度不断调整药物剂量。

29. 难治性肾病患儿调药期间需注意的问题

（1）调药期间是不是需更频繁的监测尿蛋白？调药后多久尿蛋白能转阴？

在东部战区总医院（原南京军区南京总医院）儿童肾病诊疗中心，医生会教会所有住院和门诊患儿家长如何监测尿蛋白，一般会教一些简单的测量方法，在家就能自己操作观察，经济实惠，相比去医院检查要少很多烦琐的手续。医生也可以根据家长测量的尿蛋白变化情况，来监测评估患儿的恢复情况。总体来说，建议患儿出院以后，如能够学会在家检测，在疾病刚刚恢复的过程中，最好每天监测尿蛋白。尿蛋白恢复正常以后的前 3 个月，每周检测 1 次，3 个月之后每 2 周检测 1 次，病情稳定后延长检测时间。不同患者、不同药物起效时间是不一样的，家长要定期观察尿蛋白的变化，监测药物是否起作用，以及是否有不良反应。

（2）加用免疫制剂后尿蛋白恢复正常，但一减量尿蛋白又再次出现，该怎么办？是不是用免疫抑制剂没用？要换药吗？

临床上确实有很多孩子会出现这种情况，免疫抑制剂也会出现依赖，药物减量的时候就出现复发。此时可以恢复免疫抑制剂的用量，或者根据情况更换免疫抑制剂或联合其他免疫抑制剂。

（3）肾病患儿一般需要长期治疗，这些患儿或家长需要注意什么？

首先，医生会详细交代出院患儿在日常生活中的注意事项。儿童肾病是需要长期治疗的，一般治疗周期为 1 ～ 2 年，希望家长对疾病有足够的认识，做好长期治疗的准备。同时可以学习肾病知识，更好地配合治疗。

其次，国内外儿童难治性肾病的治愈率都比较低，容易复发。希望各位家长不要盲目相信一些打着"专治肾病"旗号的冒牌医院，听信祖传秘方盲目用药。有些偏方含有一些激素成分，用药之后表面上尿蛋白和水肿都消失了，但这些偏方往往都是只求暂时的疗效，不考虑长久的治疗，一旦减量就会频繁复发，加重肾脏的损伤。因此，还是建议家长选择正规医院的儿童肾病专科，进行长期系统的用药，这才是真正地对孩子负责，为孩子着想。

再次，生活上注意预防感染也是十分重要的。感染是导致肾病复发的主要原因之一，患儿应该尽量少去容易感染的高危场所。比如家里有人感冒，尽量和孩子分开，在不同的房间居住，房间每天都要消毒。有些家长问，孩子能不能上幼儿园？从医生的角度，孩子肯定要尽早接触社会，建议在疾病恢复阶段尽早去上学，融入集体也能够让孩子的心理健康成长。但是要提醒患儿家长，如果学校里有孩子出现感冒等情况，要让孩子尽早进行预防或远离患病的孩子；同时注意避免剧烈运动，饮食上以低盐低脂，进食优质蛋白为主，具体蛋白质的摄入量咨询儿童肾病专科医生。

最后，还要强调一点，定期到儿童肾病专科医院进行复诊是十分重要的。很多家长看孩子尿蛋白正常了，以为在家吃吃药就行了，长期不到医院复查，这是十分危险的。有患儿药物减量半年多甚至快 1 年没有到医院复查，出现了昏迷，导致这种情况的因素很多，比如电解质失衡，低钠、低钾、低钙或者低血糖、高血糖等，只有定期复查才能及时发现这些危险因素，及时采取应对措施。

30. 免疫抑制剂与免疫增强剂可以同时用吗？

在使用激素或者免疫抑制剂的时候，孩子的免疫力都非常低，能不能用一些增强免疫的药物？但又担心用了增强免疫力的药物会和激素或免疫抑制剂的作用相互抵消。确实，从表面上看，两种药物的作用是相互抵消的。但是，免疫抑制剂和增强剂都是免疫调节剂，医生会根据患者的情况适当选择，目的是让身体的免疫状况达到一个平衡状态。

有一种双向免疫调节剂且对肾病有辅助治疗作用的药物如槐杞黄颗粒，其组方有槐耳菌质、枸杞、黄精。国内学者有关槐杞黄颗粒临床药效学的研究主要是针对原发性肾病综合征、IgA 肾病（Ig A nephropathy，IgAN）等，其临床疗效主要表现在改善患者蛋白尿，减轻感染，防止复发及改善相应疾病的临床症状等。槐杞黄颗粒治疗肾病的药理机制包括调节免疫反应、减轻炎症损伤、保护足细胞、改善肾纤维化等。

槐杞黄颗粒的免疫学研究：安徽医科大学临床药理研究所依据疾病的免疫异常改变特点，采用正常或异常免疫反应的病理动物模型，体内外研究相结合，较系统地观察了槐杞黄颗粒对非特异性免疫、细胞免疫和体液免疫反应的影响。试验结果表明，槐杞黄颗粒不仅可促进非特异性免疫功能，而且对异常改变的细胞和体液免疫反应具有明显调节作用，这为槐杞黄颗粒治疗自身免疫性疾病提供了重要药理学依据。

台湾大学临床医学研究所江伯伦教授试验表明，槐杞黄颗粒可促进小鼠炎症控制因子白介素 10、白介素 12P70 及白介素 12P40 免疫调节启动因子上升。这说明槐杞黄颗粒有极佳的炎症控制及免疫调节作用。这同时被上海复旦大学儿科医院余健教授的实验所证实。广州中山大学附属第一医院陆慧瑜等观察了槐杞黄颗粒对 IgA 肾病大鼠蛋白尿及肾组织 nephrin 及 podocin 的影响，结论显示：IgA 肾病大鼠肾组织 nephrin 及 podocin 出现表达变化及分布异常，槐杞黄能降低 IgAN 大鼠尿蛋白，其作用可能与调节 nephrin 及 podocin 的表达及分布有关。

中国医科大学附属盛京医院对 67 例初发 PNS 患儿进行了分组观察，根据结果得出的结论：TNF-α、IL-18、IL-10 参与 PNS

的发病，致炎因子 / 抑炎因子失衡可能是 PNS 的发病机制之一。槐杞黄颗粒可能通过降低 IL-18 的致炎作用，增强 IL-10 的抑炎作用，从而减少 PNS 患儿感染及复发。

槐杞黄颗粒主要通过内源性的免疫平衡、G1 早期凋亡、活血化瘀等一系列功效，从而达到消除免疫性炎症、控制疾病进程及修复病变组织，以解决血尿、蛋白尿、血肌酐等临床表现。由于槐杞黄颗粒的这些功效特征，因此，治疗结果是可控的、平和的、有效的、安全的，且治表又治本。

肾病综合征儿童疫苗接种策略

肾病综合征是儿童常见肾脏疾病，其是由于肾小球病变导致大量蛋白从尿液中滤过而导致的一类疾病，临床表现为大量蛋白尿（24 小时尿蛋白定量＞ 50mg/kg）、不同程度的水肿、低蛋白血症及高脂血症。大部分儿童 NS 为激素敏感型（SSNS），但高达 80% 的 SSNS 会出现复发。

NS 的具体机制目前仍未被清楚认识，但临床认为 T 细胞及 B 细胞功能障碍在 NS 发病机制中起重要作用。NS 儿童容易发生各种并发症，其中感染是最常见的并发症。NS 并发感染常常导致疾病复发、激素依赖、病情加重等，严重的感染甚至还会威胁生命。因此，预防感染对减少复发、顺利停药及远期预后有重要的作用。Cochrane 对预防 NS 儿童感染的治疗措施进行比较，纳入 12 个临床研究，共 762 名儿童，治疗方法包括静脉注射丙种球蛋白、胸腺肽，口服转换因子，疫苗接种及中草药治疗。各种治疗预措施对感染的预防均有一定的效果，其中疫苗接种的相关研究并未见完整数据发表，而且研究还认为，疫苗接种不建议作为预防感染的首选治疗。众所周知，疫苗的出现大幅度减少了感染性疾病的发生，但是 NS 儿童疫苗接种后是否会导致复发率的升高并不确定，使得临床医师对 NS 儿童是否进行疫苗接种感到很矛盾。因此，本部分是对目前国际上 NS 儿童疫苗接种的描述。

31. NS 常见感染性疾病及相关病原体

NS 儿童感染容易导致复发，有相关报道认为至少有 50% 的 NS 复发与感染有关，其中急性上呼吸道感染及尿路感染是引起 NS 复发的最常见原因。病毒感染的症状一般比较轻微，并且有自限性，但水痘 - 带状疱疹病毒、麻疹病毒及流感病毒等对免疫抑制状态下的 NS 儿童存在着致命性的威胁，可导致肺部炎症、多器官功能衰竭甚至死亡。细菌感染中肺炎链球菌是最常见的病原菌，革兰阴性菌大肠埃希菌也十分常见。NS 儿童发生细菌感染常会引发严重炎症反应，包括腹膜炎、败血症、脑膜炎、尿路感染及蜂窝织炎。一项前瞻性研究对 268 名 NS 儿童进行追踪，发现其中 9 名儿童在疾病复发期间发生原发性腹膜炎，主要致病菌为溶血链球菌，并且所有罹患腹膜炎的患儿均未曾接种相关疫苗。NS 儿童合并感染时持续应用抗生素，但长期抗生素治疗导致耐药菌的产生令人担忧。正常情况下，所有的健康儿童均建议按计划接种疫苗。美国免疫接种咨询委员会（Advisory Committee on Immunization Practices，ACIP）2017 年 对 0 ～ 18

岁儿童计划免疫接种进行了更新。但由于使用激素等免疫抑制剂及 NS 容易复发的特点使得 NS 儿童疫苗接种有很多的限制。

32. 免疫抑制剂与疫苗接种

免疫抑制剂是治疗 NS 的主要药物，其的使用影响免疫系统正常发挥免疫功能。免疫抑制状态导致感染的概率增加，而感染成为 NS 患儿死亡的主要原因。有关研究证实，即使是使用糖皮质激素进行免疫抑制治疗的儿童，疫苗接种后仍能产生足够的抗体。

（1）糖皮质激素与疫苗接种

糖皮质激素达到免疫抑制所需的量及持续时间并不确定，一般认为应用大剂量糖皮质激素治疗时，体重大于 10kg 的儿童（泼尼松用量 ≥ 2mg/kg 或 ≥ 20mg/d）的免疫功能明显受到抑制。对于这部分儿童应警惕接种活疫苗。大于生理剂量的糖皮质激素应用也抑制免疫系统的正常功能。疫苗接种应推迟至停止大剂量激素治疗或减量后至少 14 天。若曾接种活疫苗需等待疫苗接种至少 4 周后再进行免疫抑制治疗，而灭活疫苗需至少等待 3 周后再进行免疫抑制剂治疗。糖皮质激素的应用并不是活疫苗接种的禁忌，需根据激素应用时间与剂量而定（ACIP 推荐，但中国国情不推荐接种活疫苗，需待停用激素至少 3 个月后才可以接种）：短期应用（＜ 14 天），泼尼松＜ 20mg/d 或＜ 2mg/（kg·d），qod；隔日短效制剂长期应用，持续生理剂量的治疗，局部应用，如吸入、关节注射、肌肉注射等。

（2）其他免疫抑制剂与疫苗接种

条件允许时对需要使用免疫抑制剂治疗的儿童提前进行疫苗接种。对需给予免疫调节剂、肿瘤坏死因子抑制剂及 B 淋巴细胞抑制剂治疗的儿童，建议至少在免疫抑制治疗 2 周前接种灭活疫苗或减毒活疫苗，若已行免疫抑制治疗，则建议停止免疫抑制剂治疗至少 3 个月后再行活疫苗的接种。

33. NS 儿童的疫苗接种

（1）肺炎链球菌疫苗

肺炎链球菌疫苗分为 2 类，为肺炎链球菌多糖疫苗（pneumococcal polysaccharide vaccine，PPSV）、蛋白结合疫苗（pneumococcal polysaccharide vaccine，PCV）。肺炎链球菌的荚膜多糖虽然具有 90 种血清型，但由于血清型之间交叉免疫的存在，PPSV23 接种后产生的抗体能预防大部分的肺炎链球菌感染。PPSV 对 < 2 岁的儿童不能发挥诱导免疫的作用，而 PCV 则有很好的作用。

ACIP 建议，所有 NS 儿童均尽量先接种 PCV13 后再接种 PPSV23。年龄在 2 ~ 5 岁的 NS 儿童，若未进行任一剂的 PCV13 接种，需先接种 1 次 PCV13；对于未曾接种 PPSV23 的儿童，需在最后 1 次接种 PCV13 满 8 周后再考虑接种 PPSV23。6 ~ 18 岁的 NS 儿童，若未曾接种 PCV13 或 PPSV23，应先接种

1 次 PCV13，8 周后再接种 PPSV23；如果曾接种过 PCV13 但未曾接种 PPSV23，可在 PCV13 接种 8 周后接种 PPSV23；若曾接种 PPSV23 但没有接种 PCV13，需在最后 1 次接种 PPSV23 的 8 周后接种 1 次 PCV13，最后 1 次 PPSV23 接种 5 年后应给予复种单剂量的 PPSV23。

欧洲多个国家的疫苗接种方案同样建议对大于 6 岁的感染高危人群（包括前期已进行免疫治疗的 NS 儿童），初次进行疫苗接种为 PCV13，在 PCV13 接种 8 周后再行 PPSV23 接种，建议在初始接种 PPSV23 至少 5 年后再进行第二次 PPSV23 接种。

Aoun 等的一个研究结果显示：肺炎链球菌抗体在疫苗接种后的第 3 年出现明显下降，建议 10 岁以下 NS 儿童每 3 年加强 1 次 PPSV23 接种。该研究并认为复发能导致特异性免疫球蛋白减少及特异性免疫功能减弱。但也有研究发现，血液中各种抗体的水平在 NS 复发期间明显下降，临床缓解期会逐渐恢复。Christina D 的一项随访研究对 12 个月前已行单剂量 PCV7 接种的 29 名 NS 儿童再次接种安全有效的 PCV7 增强剂量后，发现并没有升高 NS 复发率，并且所有血清抗体水平在疫苗接种 1 个月后均有升高，与初次免疫反应效果相比无差异。笔者认为 PCV7 加强剂量能使血清抗体水平高于起效值并且是安全的。需强调的是现临床上 PCV 接种类型主要为 PCV13。

（2）流感疫苗

NS 儿童流感病毒感染后症状常常比较轻微，但偶尔也会发生严重的并发症。流感疫苗分为灭活疫苗和减毒活疫苗。美国疫苗接种方案建议免疫抑制状态下的儿童禁止接种流感活疫苗。澳大利亚的一项前瞻性研究发现，免疫抑制儿童接种灭活流感疫苗后能产生有效抗体，研究认为流感感染的高危人群应普遍进行疫苗接种。NS 儿童及其家庭成员每年均应常规进行流感疫苗的接种。建议流感疫苗接种时间在 9～10 月，即可于流感出现大范围流行的秋冬季起到积极防御作用。Hakan 等的一项临床对照研究中给予 19 名原发 NS 儿童及 10 名健康儿童分别注射流感疫苗，发现原发 NS 儿童也能产生足够的抗体，疫苗接种 1 个月后产生的特异性抗体 IgG 及保护性抗体的滴度在两组之间无差异，对其中 8 名原发 NS 儿童进行追踪，结果疫苗接种 6 个月后血清中保护性抗体较接种前明显升高，差别具有统计学意义。但有文献报道肾病综合征儿童进行乙型流感疫苗接种后罹患急性支气管炎合并急性肾损伤，笔者建议免疫抑制剂治疗的肾病综合征儿童进行流感疫苗接种时，要警惕支气管炎及肾损伤的发生。

（3）乙肝疫苗

ACIP 乙肝疫苗接种计划要求第 1 剂和第 2 剂接种的时间间隔必须＞4 周，计划免疫时间是出生时第 1 剂、1 个月时第 2 剂，6 个月时第 3 剂。NS 儿童乙型肝炎表面抗体（HBV surface antigen，HBsAg）和抗乙型肝炎表面抗体（anti HBV surface antibody，抗 -HBs）血清学检查出现阴性，应考虑及时接种乙肝疫苗以预防罹患乙型肝炎。乙肝疫苗接种后 1～2 个月复查血清

中抗 -HBs 的滴度，若抗 -HBs 滴度＜ 10mIU/ml 应给予加强接种，并于接种后进行再次复查。乙肝疫苗接种后每年均需行抗 -HBs 滴度检测，若抗 -HBs 滴度＜ 10mIU/ml 应给予加强剂量。Yidiz N 为探讨乙肝疫苗应用于 SSNS 的安全性及疗效，将 41 名实验组 SSNS 儿童分为 3 组，分别为足量激素组、隔日激素组及未用激素组；30 名正常儿童为对照组。接种乙肝疫苗后，激素治疗组的保护性抗体出现率要低于未用激素组，5 例患儿无保护性抗体产生，接种后 NS 复发率要高于接种前。该研究结果表明，乙肝疫苗接种对于应用激素治疗的 SSNS 儿童的治疗效果相对较差，可能会诱发一些患儿肾病复发。因此，SSNS 儿童建议在小剂量激素或停用激素后接种。另有研究结果显示 NS 儿童对乙肝疫苗的反应较正常人群下降，尤其是激素抵抗的 NS 儿童。对于这部分儿童，笔者建议给予接种加强剂量。

（4）水痘 – 带状疱疹疫苗

水痘 – 带状疱疹病毒感染对包括 NS 儿童在内的免疫抑制状态下儿童是潜在的严重威胁。临床研究证实，免疫抑制儿童进行水痘 – 带状疱疹疫苗接种后同样能产生足够的特异性抗体。Susan L 等进行的一项前瞻性研究发现，给予应用小剂量激素及激素隔日疗法治疗的 20 名 NS 儿童 2 倍剂量水痘 – 带状疱疹疫苗接种后，测得抗体水平与对照组的正常儿童相比无明显差异，85% 儿童接种 8 周后能产生有效的抗体。2 年后 20 名 NS 儿童仍能检测到足够的抗体，并在此期间未见疫苗相关不良反应发生。水痘－带状疱疹疫苗为减毒活疫苗，美国儿科学会（The America Academy of Pediatric，AAP）同样认为，非大剂量激素使用的情况下可以使用水痘－带状疱疹疫苗（国内仍建议停用激素至少 3 个月后接种此类的减毒活疫苗，但有接触时可以使用水痘丙种球蛋白）。水痘－带状疱疹免疫球蛋白（varicella-zoster Ig，VariZIG）是经人类血浆纯化得来的免疫球蛋白，含有大量的水痘－带状疱疹特异性抗体（IgG）。从 1960 年推荐的 ZIG 及 1978 年推荐的 VariZIG 发展至今，FDA 在 2011 年认证了使用 VariZIG 对未获得特异性免疫的严重疾病高危风险人群或禁止接种水痘疫苗人群的接触后进行预防。但 VariZIG 目前在我国并未获得广泛应用。

（5）麻疹、腮腺炎、风疹、水痘联合疫苗（combination measles，mumps，rubella and varicella vaccine，MMRV）

ACIP 建议 MMRV 计划接种时间分别为 12～15 月龄及 4～6 岁，并和其他同期接种的疫苗共同接种。可以于接种灭活疫苗的任何时期接种 MMRV 疫苗，但活疫苗与 MMRV 不能同时接种，则接种时间间隔必须大于 28 天。MMRV 成分过敏、原发性或继发性免疫缺陷、免疫系统调节功能异常及大剂量糖皮质激素使用者禁止接种 MMRV 疫苗。

（6）流行性脑脊髓膜炎疫苗（meningococcal conjugate vaccine，MCCV）

Lacet 2003 年发表的一篇文章中对 106 名 NS 患儿 MCCV 接

种前后 1 年的复发次数进行统计分析，结果显示：疫苗接种前 1 年总复发次数为 63 次，接种后 1 年内总复发次数为 96 次，与接种前相比，接种后的复发次数升高，差异有统计学意义。笔者认为，MCCV 接种很可能会升高 NS 儿童复发概率，NS 儿童是否该进行 MCCV 接种应慎重考虑。Brent Taylor 为研究 MCCV 接种后是否会导致 NS 复发，用其所在医院的监控系统对 52 名接种 MCCV 的 NS 儿童复发情况进行追踪调查，发现接种后 6 个月期间的复发次数与接种前无变化，研究认为 NS 的复发与 MCCV 的接种并无相关性，NS 不是儿童接种 MCCV 疫苗的禁忌。因此，NS 儿童 MCCV 接种后是否会导致复发率的升高是今后更多临床研究需证实的关键点。

（7）b 型流感嗜血杆菌疫苗

b 型流感嗜血杆菌曾是＜ 5 岁儿童的主要致病菌，感染后儿童常罹患脑膜炎及其他侵袭性疾病。应用 b 型流感嗜血杆菌疫苗后，b 型流感嗜血杆菌感染的概率大幅度下降，但使用免疫抑制剂的儿童仍是感染的高危人群。ACIP 建议 b 型流感嗜血杆菌感染的高危儿童：＜ 12 月龄根据接种计划进行疫苗接种；12 ～ 59 月龄在 1 岁前未曾接种或只接种过 1 次的，应再给予接种 2 剂，2 次接种的时间间隔至少大于 8 周，若 1 岁前已接种 2 次以上，则最后一次接种至少 8 周后再给予接种 1 剂，对于完成接种计划的儿童则无须再次接种；对＜ 60 月龄并按计划接种的儿童，若在免疫抑制剂治疗前 14 天行疫苗接种则无需加种，若免疫抑制剂的使用在疫苗接种 14 天内，则需要在免疫抑制剂停止治疗至少 3 个月后接种。b 型流感嗜血杆菌疫苗有单价疫苗（PRP-T、PRP-OMP）及结合疫苗（PRP-T 或 PRP-OMP 与破伤风、白喉、百日咳等病原体疫苗的结合）。7 月龄前接种 PRP-T 的剂量为 3 剂，PRP-OMP 则为 2 剂，每 2 剂之间的间隔至少大于 4 周。建议每个儿童尽量使用同种疫苗完成接种计划。

（8）卡介苗

免疫抑制患者是罹患结核杆菌感染的高危人群，但 ACIP 建议在不能权衡好接种卡介苗利弊的情况下，禁止给免疫抑制患者（包括糖皮质激素、烷化剂、抗代谢药等相关药物的使用）接种卡介苗。

（9）狂犬疫苗

狂犬疫苗是灭活细胞培养出的疫苗，因此可以应用于进行免疫调节治疗的人群。但对于使用糖皮质激素或其他免疫抑制药物的人群，疫苗接种后免疫反应均有所减弱，因此，接种的总剂量应为 5 剂（正常人群接种总剂量为 4 剂），接种时间分别为出生时、3 天、7 天、14 天和 28 天。狂犬疫苗接种期间尽量避免使用免疫抑制剂，如果情况允许，狂犬疫苗的接种应推迟至免疫抑制治疗停止后。若不能延迟接种，应对使用免疫抑制剂的高危人群进行狂犬疫苗接种，并检测特异性抗体产生情况。

肾病综合征儿童禁止接种流感活疫苗，激素使用的儿童禁止接种卡介苗，大剂量激素免疫抑制治疗时禁止接种水痘 - 带状疱疹病毒疫苗、MMRV。流感疫苗、肺炎链球菌疫苗及乙型肝炎疫苗于 NS 儿童中的具体接种方法已列入相关指南。大部分疫苗对于 NS 儿童是有效的，但其他相关不良反应仍有待排除。关于糖皮质激素及其他免疫抑制剂使用情况下如何把握疫苗接种时间，以及 NS 患儿部分疫苗接种的具体方法及剂量已在前文叙述。其他相关疫苗在 NS 儿童中的接种在一些文献中也曾提及，但未见具体临床报道。此外，有文献报道了疫苗接种后导致 NS 及肾损伤的病例。如何有效预防 NS 儿童发生感染及减少复发是需要我们临床工作者及研究人员不断探索的问题，同时安全而有效的疫苗接种需要更多的临床研究提供有力证据。

（卢　枚　夏正坤）

参考文献

1. 杨帆，蒋小云. 儿童激素敏感、复发／依赖肾病综合征诊治循证指南（2016）解读. 中华儿科杂志，2017，55（10）：738-742.

2. Ranganathan S1.Pathology of podocytopathies causing Nephrotic syndrome in children.Front Pediatr，2016，4:32.

3. McCaffrey J，Lennon R，Webb NJ.The non-immunosuppressive management of childhood nephrotic syndrome.Pediatr Nephrol，2016，31（9）：1383-1402.

4. Naseri M.Pneumococcal sepsis，peritonitis，and cellulitis at the first episode of nephrotic syndrome.Iran J Kidney Dis，2013，7（5）：404-406.

5. Wu HM，Tang JL，Cao L，et al.Interventions for preventing infection in

中国医学临床百家

nephrotic syndrome.Cochrane Database Syst Rev，2012，(4)：CD003964.

6. Uwaezuoke SN.Steroid-sensitive nephrotic syndrome in children: triggers of relapse and evolving hypotheses on pathogenesis.Ital J Pediatr，2015，41:19.

7. Uncu N，Bülbül M，Yildiz N，et al.Primary peritonitis in children with nephrotic syndrome: results of a 5-year multicenter study.Eur J Pediatr，2010，169 (1)：73-76.

8. Robinson CL，Romero JR，Kempe A，et al.Advisory Committee on Immunization Practices recommended immunization schedule for children and adolescents aged 18 years or younger - United States，2017.MMWR Morb Mortal Wkly Rep，2017，66 (5)：134-135.

9. Aljebab F，Choonara I，Conroy S.Long-course oral corticosteroid toxicity in children.Arch Dis Child，2016，101 (9)：e2.

10. MacIntyre CR，Shaw P，Mackie FE，et al.Immunogenicity and persistence of immunity of a quadrivalent human papillomavirus (HPV) vaccine in immunocompromised children.Vaccine，2016，34 (36)：4343-4350.

11. Shetty AK，Winter MA.Immunization of children receiving immunosuppressive therapy for cancer or hematopoietic stem cell transplantation.Ochsner J，2012，12 (3)：228-243.

12. Lindsey NP，Lehman JA，Staples JE，et al.West Nile virus and other nationally notifiable arboviral diseases - United States，2014.MMWR Morb Mortal Wkly Rep，2015，64 (34)：929-934.

13. Castiglia P.Recommendations for pneumococcal immunization outside routine

childhood immunization programs in Western Europe.Adv Ther, 2014, 31 (10):
1011-1044.

14. Aoun B, Wannous H, Azéma C, et al.Polysaccharide pneumococcal vaccination of nephrotic children at disease onset-long-term data.Pediatr Nephrol, 2010, 25 (9): 1773-1774.

15. Han JW, Lee KY, Hwang JY, et al.Antibody status in children with steroid-sensitive nephrotic syndrome.Yonsei Med J, 2010, 51 (2): 239-243.

16. Liakou CD, Askiti V, Mitsioni A, et al.Safety and immunogenicity of booster immunization with 7-valent pneumococcal conjugate vaccine in children with idiopathic nephrotic syndrome.Vaccine, 2014, 32 (12): 1394-1397.

17. Kossyvakis A, Mentis AA, Tryfinopoulou K, et al.Antiviral susceptibility profile of influenza A viruses: keep an eye on immunocompromised patients under prolonged treatment.Eur J Clin Microbiol Infect Dis, 2017, 36 (2): 361-371.

18. Loulergue P, Kernéis S, Stern JB, et al.Intention to vaccinate against influenza among health care workers caring for immunocompromised patients.Am J Infect Control, 2016, 44 (9): 1080-1082.

19. Isaacs D. Inactivated influenza vaccine highly effective in young and immunocompromised children.J Paediatr Child Health, 2016, 52 (7): 784.

20. Fujinaga S, Hara T.Acute kidncy injury following plastic bronchitis associated with influenza B virus in a child with nephrotic syndrome.Indian Pediatr, 2015, 52 (6): 523-525.

21. Mantan M, Pandharikar N, Yadav S, et al.Seroprotection for hepatitis B in

children with nephrotic syndrome.Pediatr Nephrol, 2013, 28 (11): 2125-2130.

22. Yıldız N, Sever L, Kasapçopur Ö, et al.Hepatitis B virus vaccination in children with steroid sensitive nephrotic syndrome: immunogenicity and safety.Vaccine, 2013, 31 (33): 3309-3312.

23. Centers for Disease Control and Prevention (CDC) .State-specific healthy life expectancy at age 65 years--United States, 2007-2009.MMWR Morb Mortal Wkly Rep, 2013, 62 (28): 561-566.

24. Marin M, Broder KR, Temte JL, et al.Use of combination measles, mumps, rubella, and varicella vaccine: recommendations of the Advisory Committee on Immunization Practices (ACIP) .MMWR Recomm Rep, 2010, 59 (RR-3): 1-12.

25. Centers for Disease Control and Prevention (CDC) .West Nile virus and other arboviral diseases--United States, 2012.MMWR Morb Mortal Wkly Rep, 2013, 62 (25): 513-517.

26. Foster SL, Short CT, Angelo LB.Vaccination of patients with altered immunocompetence.J Am Pharm Assoc (2003), 2013, 53 (4): 438-440.

27. Novati R, Nebiolo PE, Galotto C, et al.Acute renal failure after influenza vaccination: a case report.J Prev Med Hyg, 2014, 55 (1): 31-32.

28. Patel C, Shah HH.Membranous nephropathy and severe acute kidney injury following influenza vaccination.Saudi J Kidney Dis Transpl, 2015, 26 (6): 1289-1293.

肾病综合征典型和疑难病例

34. 病例一：激素敏感型肾病综合征

【病历摘要】

患儿，男，5岁2个月，因"浮肿伴蛋白尿4天"入院。患儿入院4天前发热后出现双眼睑浮肿，家长未予重视，病情加重，最高体温39.5℃，浮肿逐渐加重，发展至双下肢。3天后浮肿、发热未见缓解，尿量减少，就诊于当地医院，查尿常规：蛋白（3+），潜血阴性，转至东部战区总医院儿童肾病诊疗中心（以下简称我中心）治疗。自发病以来患儿精神状态较差，发热伴咳嗽、咳痰，无皮疹及关节疼痛，无尿频、尿急、尿痛，无肉眼血尿。过去史及家族史无特殊。

【体格检查】

体温：39.4℃，呼吸：20次/分，脉搏：92次/分，血压：91/78mmHg。患儿神清，精神萎靡。皮肤色泽正常，未见皮疹，双眼睑及四肢中度水肿，为凹陷性。咽部充血，扁桃体Ⅱ度肿大，心肺听诊未见异常，腹部平坦，触诊软，肝脾未触及，阴囊明显浮肿，神经系统检查未见异常。

【实验室检查】

血液常规：血红蛋白 116g/L，红细胞计数 4.28×10^{12}/L，白细胞计数 7.47×10^9/L，淋巴细胞 / 中性粒细胞：74.6/20.00，血小板计数 298×10^9/L。尿液常规：尿蛋白（3+），潜血（-），透明管型少许，颗粒管型（3+）。24h 尿蛋白定量：2.0g。血液生化：总蛋白 31.08g/L，白蛋白 14.11g/L，胆固醇 10.41mmol/L，甘油三酯 1.2mmol/L，肌酐 38μmol/L，尿素氮 3.7mmol/L，电解质正常。体液免疫：C3 1.04g/L，C4 0.27g/L，IgE 263.0IU/ml，IgG 2.33g/L。血 ANA（-）、抗 dsDNA（-）、ASO（-）、ESR 15mm/h、CRP 1mg/L。传染病 4 项。大便常规（-）。B 超双肾形态正常。

【入院诊断】

肾病综合征。

【第一次查房】

住院医师：患儿病情具有如下特点：①学龄前期儿童，有前驱感染史；②表现为浮肿、蛋白尿；③实验室检查提示大量蛋白尿、低蛋白血症、高脂血症。可诊断为肾病综合征。

主治医师：患儿浮肿、大量蛋白尿、低蛋白血症、高脂血症，符合肾病综合征诊断。肾病综合征分为原发性和继发性，需要排除常见的继发性肾病综合征后，才能诊断为原发性肾病综合征。

儿童常见的继发性原因有：①过敏性紫癜性肾炎：起病前有上呼吸道感染史。表现为双下肢及臀部皮肤紫癜、腹痛、关节痛、便血。常于紫癜后 2～8 周出现肾脏受累，表现为血尿和蛋白尿，以及急性肾炎综合征、肾病综合征、急进性肾炎综合征等。本例患儿除肾脏表现外，无皮疹、关节痛的肾外表现，可以排除。②系统性红斑狼疮：常见于青年女性，表现为多器官损伤。肾脏受累表现为无症状血尿和（或）蛋白尿，以及急性肾炎综合征、肾病综合征、急进性肾炎综合征等。本例患儿为男性，除肾脏损伤外，无其他器官受累表现，无皮疹、关节痛，补体 C3 正常、ANA（－）、抗 dsDNA（－），基本可以排除。③乙型肝炎病毒相关肾炎：也可表现为肾病综合征，诊断必备条件为血清 HBV 表面抗原阳性，本例患儿 HBV（－），目前基本可排除本病，但需根据治疗效果决定是否行肾穿刺活检，再明确肾脏病理类型及组织中是否存在 HBV。

在排除上述继发因素后，可诊断为原发性肾病综合征。原发性肾病综合征分为单纯型和肾炎型。肾炎型肾病综合征具备以下 4 项中任意 1 项：①尿红细胞＞10 个 / 高倍镜视野（HP）。②反复出现或持续高血压。③持续氮质血症。④低补体血症。本例患儿可诊断为单纯型肾病综合征。

主任医师：同意主治医师的分析和诊断。目前患儿原发性肾病综合征诊断明确，建议给予足量激素即泼尼松 2mg/（kg·d）

诱导缓解，分次口服。同时给予对症治疗。

【第二次查房】（入院后第 10 天）

住院医师：患儿口服泼尼松 40mg/d 诱导治疗 1 周后尿蛋白转阴，目前全身浮肿消退。入院第 3 天体温恢复至正常，咳嗽明显缓解。实验室检查：24h 尿蛋白定量：0.1g。

主任医师：患儿给予糖皮质激素诱导后尿蛋白 1 周转阴，症状缓解，属激素敏感型肾病综合征。建议尿蛋白转阴 4 周后，糖皮质激素治疗进入维持阶段，泼尼松改为单日剂量隔日顿服，即隔日晨顿服 40mg，维持 4 ～ 6 周，然后逐渐减量，每 2 ～ 4 周减 2.5 ～ 5mg（建议 > 30mg 每 2 周减 5mg，30 ～ 15mg 每 4 周减 5mg，< 15mg 每 4 周减 2.5mg，激素减量遵循先多后少、先快后慢原则），总疗程 9 ～ 12 个月。

35. 病例二：激素耐药型肾病综合征

【病历摘要】

患儿，男，4 岁 6 个月，因"浮肿伴蛋白尿 1 月余"入院。患儿于 1 个月前无明显诱因出现全身浮肿，就诊于当地医院，查尿液常规：蛋白（3+）、潜血（－）；血液生化：白蛋白 9.1g/L、胆固醇 14.75mol/L。体液免疫：C3 1.12g/L，C4 0.21g/L，IgE 254IU/ml，IgG 3.4g/L。血 ANA（－）、抗 dsDNA（－）、ASO（－）、HBV（－），诊断为"肾病综合征"，予泼尼松 40mg/d 口服，治疗 4 周后蛋白未见缓解，遂转至我中心治疗。入院时患儿明显浮肿，伴有恶心、呕吐。病程中患儿无皮疹、关节痛、口腔溃疡等不适。家族中无类似情况出现，否认家族遗传病病史。

【体格检查】

体温：36.7℃，呼吸：25 次 / 分，脉搏：92 次 / 分，血压：80/60mmHg。患儿神清，精神萎靡。皮肤色泽正常，未见皮疹，双眼睑及四肢明显水肿。咽部无充血，心肺听诊未见异常，腹部平坦，触诊软，肝脾未触及，阴囊明显浮肿，神经系统检查未见异常。

【实验室检查】

血液常规：血红蛋白 145g/L，红细胞计数 4.88×10^{12}/L，白细胞计数 9.4×10^9/L，淋巴细胞 / 中性粒细胞 28/66，血小板计数 350×10^9/L。尿液常规：尿蛋白（3+），潜血（−）。24h 尿蛋白定量：1.76g。血液生化：总蛋白 53.08g/L，白蛋白 23.5g/L，胆固醇 12.41mmol/L，甘油三酯 2.0mmol/L，肌酐 35μmol/L，尿素氮 5.1mmol/L，钠 121mmol/L。血 ANA（−）、抗 dsDNA（−）、ASO（−）、ESR 15mm/h、CRP 1mg/L。传染病 4 项。补体 C3 正常。大便常规（−）。肾小管功能（尿液）：RB 蛋白 0.2mg/L，尿 NAG 酶（肌酐比值法）125U/g.cr。B 超双肾形态正常。

【入院诊断】

肾病综合征（激素耐药型）。

【第一次查房】

住院医师：患儿临床特点：①起病表现为浮肿、大量蛋白尿、低蛋白血症、高脂血症。②根据病史及实验室检查，初步判断为原发性单纯型肾病综合征。③足量糖皮质激素治疗 4 周后，仍持续有大量蛋白尿。

主任医师：患儿目前原发性单纯型肾病综合征诊断明确，规范糖皮质激素诱导治疗后尿蛋白未见缓解，考虑激素耐药，符合肾穿刺活检指征，建议明确肾脏病理以指导治疗、判断预后。入院以来患儿恶心呕吐，存在低钠血症，考虑可能与频繁使用利尿剂有关。建议积极纠正低钠血症，必要时行血液净化纠正电解质紊乱、缓解水肿。同时行肾穿刺活检。

【第二次查房】（入院后第 5 天）

住院医师：患儿肾穿刺活检共 18 个肾小球，光镜提示微小病变。免疫荧光 6 个肾小球 IgA（+）少量沉积。

主任医师：患儿低钠血症得到纠正，肾穿刺活检提示微小病变，足量激素诱导 5 周，目前仍有大量蛋白尿。可考虑以大剂量甲泼尼龙 [15 ～ 30mg/（kg·d）] 冲击治疗，每天 1 次，连用 3d 为 1 疗程，冲击治疗结束后继续使用泼尼松 2mg/（kg·d）诱导，如果尿蛋白转阴，参照激素敏感型肾病综合征的治疗方案进行减量。

【第三次查房】（入院后第 17 天）

主任医师：患儿经评估，眼压、血压正常，无明显感染，给予甲泼尼龙冲击（400mg/d×3d）治疗后 1 周，尿蛋白明显缓解。现浮肿消退，尿量增加，24h 尿蛋白定量 0.4g，继续口服泼尼松

40mg/d（分 2 次口服），1 周后尿蛋白转阴，而后按照激素敏感肾病综合征治疗方案进行糖皮质激素减量。该患儿在激素应用 4 周后尿蛋白未缓解时，可以按规范进行大剂量甲泼尼龙冲击治疗 1 疗程 [15 ～ 30mg/（kg·d）×3d]，而后继续使用泼尼松 2mg/（kg·d）×11d 进行诱导缓解，此时仍无效，必须行肾穿刺活检；肾穿刺活检时间可以在足量激素治疗无效的第 4 周或第 6 周。

36. 病例三：频繁复发型肾病综合征

【病历摘要】

患儿，男，7 岁，因"反复浮肿伴蛋白尿 2 年余"入院。患儿于 2 年前呼吸道感染后出现双眼睑浮肿，就诊于当地医院。查尿液常规：蛋白（3+）；血液生化提示低蛋白血症、高胆固醇血症（具体不详），诊断"肾病综合征"，予泼尼松 50mg/d 口服，尿蛋白 1 周后缓解。足量诱导 4 周后泼尼松开始减量，规范减量至 25mg/ 隔日时复发，又加到足量泼尼松 50mg/d 诱导后尿蛋白 5d 转阴，再次规律减量至 30mg/ 隔日时复发。每半年至少复发 2 次，激素加至足量后均能缓解。1 个月前患儿家长自行停用泼尼松，口服中药偏方，具体药物成分不详，尿蛋白停药 1 周内再次复发，现就诊于我中心。病程中患儿无皮疹、关节痛、口腔溃疡等不适。家族中无类似情况出现，否认家族遗传病病史。

【体格检查】

体温：36.5℃，呼吸：21 次 / 分，脉搏：85 次 / 分，血压：

95/60mmHg。患儿神清，精神萎靡。皮肤色泽正常，未见皮疹。库欣综合征明显，双眼睑及四肢明显水肿。咽部无充血，心肺听诊未见异常，腹部平坦，触诊软，肝脾未触及，阴囊明显浮肿，神经系统检查未见异常。

【实验室检查】

血液常规分析：红细胞计数 4.88×10^{12}/L，血红蛋白 121g/L，白细胞计数 10.6×10^9/L，中性粒细胞/淋巴细胞：78.2/16，血小板 360×10^9/L。血液生化检查：总蛋白 48.5g/L，白蛋白 29.5g/L，胆固醇 9.8mol/L。体液免疫：补体 C3 1.2g/L，IgG 2.9g/L。尿常规：蛋白 (3+)，隐血 (−)。24h 尿蛋白定量：2.8g。血 ANA (−)、抗 dsDNA (−)、ASO (−)、HBV (−)。B 超肾脏皮质回声稍增强。

【入院诊断】

肾病综合征（频繁复发型）。

【第一次查房】

住院医师：患儿肾病综合征（频繁复发型）诊断明确，激素敏感，每半年至少复发 2 次，予糖皮质激素足量诱导后尿蛋白均能缓解。本次因蛋白尿复发入院。

主任医师：根据病史，患儿每半年复发 2 次或以上，符合频繁复发型肾病综合征诊断，由于长期高剂量使用糖皮质激素，患儿库欣综合征明显。该患儿符合肾穿刺活检指征，建议明确肾脏病理以指导治疗、判断预后。根据肾脏病理结果，选择合适的免疫抑制剂，建议提前筛查 *CYP3A5* 基因型。目前给予利尿、消肿等对症支持治疗。

【第二次查房】（入院 5 天后）

住院医师：患儿尿蛋白未见明显缓解，浮肿稍有消退，肾穿刺活检结果显示：肾小球系膜区增宽不明显，毛细血管袢开放尚好，囊壁节段增厚，肾小球间质病变轻度，少数肾小球上皮细胞刷状缘脱落较多，肾小球上皮细胞浊肿，管腔内少量蛋白管型，间质少数单个核细胞浸润，动脉未见明显病变。诊断：肾小球微小病变。CYP3A5 基因型为：3/3 型。

主任医师：患儿频繁复发，肾脏病理提示肾小球微小病变。建议加用免疫抑制剂减少复发。可选择的免疫抑制剂有环磷酰胺、霉酚酸酯、他克莫司等，因患儿为男性，家长拒绝选择对性腺损伤大的药物，经过综合考虑，选用他克莫司。CYP3A5 基因型也提示该患儿对他克莫司治疗可能敏感。建议给予他克莫司 0.05mg/（kg·d）（分 12h 口服，空腹服用），低脂饮食，1 周后监测他克莫司血药谷浓度。根据血药浓度监测的结果调整剂量。

【第三次查房】（入院 13 天后）

主任医师：患儿口服他克莫司每次 1mg，12h 1 次，联合泼尼松 25mg/ 隔日治疗 5 天后，尿蛋白转阴，查全血他克莫司血药浓度 6.7ng/ml，处于有效治疗浓度范围内。可维持目前他克莫司剂量，第 4 周时再次监测他克莫司的血药浓度，使有效血浓度维持在 5 ～ 10ng/ml，诱导期 6 个月，每 3 ～ 6 个月减 25%，总疗程 24 个月。由于患儿库欣综合征明显，出院后迅速将泼尼松减至小剂量维持，以控制复发。

37. 病例四：激素耐药型肾病综合征合并可逆性后部白质脑病

【病历摘要】

患儿，男，6岁，体重29kg，因"反复浮肿伴蛋白尿1年余"入院。患儿1年前呼吸道感染后双眼睑水肿，就诊于当地医院。查24h尿蛋白2.89g。血生化：白蛋白16.3g/L，胆固醇9.5mmol/L，诊断肾病综合征（激素耐药型），曾先后应用雷公藤多甙片和霉酚酸酯治疗，蛋白尿未见明显缓解，24h尿蛋白定量波动于1.0 ~ 3.0g。1个月前无明显诱因再次出现大量蛋白尿，当地医院停用霉酚酸酯，给予他克莫司2.5mg/d口服，口服他克莫司10天后尿蛋白未见缓解，来我中心就诊。入院当天患儿突然出现头痛、呕吐、视觉障碍，病程中患儿无皮疹、关节痛、口腔溃疡等不适。家族中无类似情况出现，否认家族遗传病病史。

【体格检查】

体温：36.5℃，呼吸：29次/分，脉搏：120次/分，血压：150/79mmHg。患儿神志清楚、言语流利。皮肤色泽正常，未见皮疹。库欣综合征明显，双眼睑及四肢明显水肿。双侧瞳孔等大等圆，对光反射灵敏。腹部膨隆，移动性浊音阳性。颈软，脑膜刺激征阴性。四肢肌力正常。病理反射阴性。

【辅助检查】

血液常规分析：血红蛋白 111g/L，白细胞计数 11.2×10^9/L，中性粒细胞 / 淋巴细胞：64/30，血小板 410×10^9/L。血液生化检查：白蛋白 22.9g/L，胆固醇 10.6mmol/L，尿素氮 10.4mmol/L，肌酐 69μmol/L，尿酸 307μmol/L、氯 96mmol/L、钾 2.9mmol/L、钠 131mmol/L、钙 1.9mmol/L。24h 尿蛋白 2.75g。他克莫司血药浓度：290ng/ml。眼底检查未见异常。

MRI 显示弥散加权成像（DWI）序列在双侧顶、枕叶见对称性分布的斑片状高信号区，边界清晰，双侧大脑皮质及深部白质均受累，病变在 T_1 加权成像（T_1WI）呈稍低信号，在 T_2 加权成像（T_2WI）呈稍高信号。

【入院诊断】

1.肾病综合征；2.高血压脑病？ 3.可逆性后部白质脑病？

【第一次查房】

主治医师：根据患儿病史，肾病综合征诊断明确（激素耐药型），先后使用霉酚酸酯、他克莫司治疗，但尿蛋白未见明显缓解。本次就诊中，患儿突然头痛、呕吐、视觉障碍，伴有血压升高。询问家长，体重较发病前增加 5.5kg，拟诊为高血压脑病或可逆性后部白质脑病。

主任医师：本例患儿基础疾病为肾病综合征，目前口服泼尼松和他克莫司，患儿持续大量蛋白尿、低蛋白血症、严重水肿、高血压，他克莫司血药浓度明显升高，结合 MRI，考虑诊断为可逆性后部白质脑病（posterior reversible encephalopathy syndrome，PRES）。PRES 是以神经系统症状为主要临床表现的一种临床综合征，儿童肾脏病合并 PRES 服用神经钙蛋白抑制剂（calcineurin inhibitors，CNI）和高血压密切相关。建议立即停用他克莫司，给予降血压、降低颅内压治疗，并行血液净化治疗纠正水、电解质紊乱等。

【第二次查房】（入院 10 天后）

主任医师：治疗第 5 天血压得到控制，头痛和视物模糊症状缓解。治疗第 10 天复查头颅 MRI 示双侧顶、枕叶高信号区消失。本例患儿激素耐药，服用他克莫司后出现急性脑病的表现。提醒临床医师，肾脏病患儿口服他克莫司或伴有高血压时，应警惕 PRES 的发生，一旦诊断 PRES，及时有效的治疗对减轻神经功能损伤至关重要。

【随访】

出院 3 个月后再次给予他克莫司口服，随访 1 年未见 PRES 复发，尿蛋白部分缓解。

（何旭）

有关肾病综合征的故事

现在，笔者将讲述四个被诊断为肾病综合征的孩子的故事。

一、运气最差和运气最好的男孩

2014 年春天，南京路边那些法国梧桐经历了一个冬天的沉睡，开始冒出翠绿翠绿的小树芽，每一阵风都能带着它们的种子漫天飞舞，整座城市都沉浸在"梧桐雨"里。咱们的第一个小主人公是个土生土长的南京小男孩，那一年他 6 岁了，每天忙着在各种幼小衔接补习班里补课，小小年纪的肩膀上却担负着一大家人的希望。

一天早上，妈妈喊他起床的时候，发现孩子的两只眼睑似乎有一点浮肿。妈妈心里想着估计是对法国梧桐的飞絮过敏，等春天过去就好了。晚上吃饭的时候，妈妈看了一眼儿子还没消肿的眼睑，轻描淡写地对爸爸说："你看，他对梧桐飞絮过敏了。"爸爸这才注意到，儿子的两只眼睑都出现了明显的浮肿，整个脸蛋似乎都大了一圈。爸爸的心里咯噔了一下，抓起儿子的脚，撩起裤腿，在小腿前侧用力一按，按压的地方出现了一个坑。爸爸抬起头，对妈妈说："走，咱们现在就去南京军区南京总院（现为东部战区总医院）。"

在去医院的路上，爸爸告诉了妈妈一个深埋在心里的秘密。原来，20多年前，在爸爸5岁的时候，曾在南京军区南京总医院（现为东部战区总医院）被确诊为"肾病综合征"，经过多次的复发，终于在13岁那年彻底痊愈。而自己当年的症状和儿子的一模一样，表现为双眼睑、双下肢的浮肿，最严重的时候全身都是肿的。说话间，夫妻俩已经带着孩子到了医院，挂了儿科急诊号，见到了医生。

医生给孩子开了两项检查：尿液常规和血生化。2小时后，结果出来了。尿液常规提示尿蛋白（4+），血生化则提示白蛋白明显降低，胆固醇明显升高。急诊医生对夫妻俩说，你们现在就去给孩子办理入院手续。

入院后，孩子很快被确诊为"肾病综合征"，和爸爸小时候的诊断一模一样。治疗还算比较顺利，不幸中的万幸，患儿是激素敏感的，加用足量激素1周之后，他的尿蛋白转阴了。出院的时候，医生给他们列了一个激素减量的时间表，并嘱咐他们要按时复诊，有任何病情变化都要及时到医院来。

这个患儿的运气是最差的，在20多年之后重复走了爸爸曾经走过的最不愿回首的路。可他又是运气最好的，一年半以后顺利减停激素，此后每半年到门诊复诊一次，从来没有复发过。今年他已经 10 周岁了，成为一个即将进入青春期的健康的阳光大男孩。

二、天边最小的流星

这个故事里的孩子是患儿中最年幼的一个。办理完住院手续的那一天，这个小小的男孩子只有一个半月大，还不会自己抬头看这个世界。

那是 2016 年的春节，年仅 21 岁的年轻妈妈迎来了自己的第一个孩子，初为人母的她虽然有些手忙脚乱，更多的却是满满的幸福感。然而天有不测风云，孩子满月的那一天，突然出现了气短、喘息的症状。年轻的父母并不知道应该如何处理，在家里忐忑不安地观察了一周后，带着孩子去了市里的儿童医院。医生给孩子拍了胸片，诊断"支气管肺炎"，抗菌治疗了 10 天仍未见好转，孩子仍然喘息得厉害。更可怕的是，孩子入院之后反复查尿液常规，尿蛋白持续波动在 2+ ～ 3+，还伴有镜下血尿。在医生的推荐下，年轻的小夫妻抱着刚满月的孩子找到了南京军区总医院（现为东部战区总医院），孩子被立即安排了住院。

住院后，医生给孩子做了肺部的 CT 检查，发现孩子的双肺都存在比较严重的感染；同时完善了心脏多普勒彩色超声，发现他还有先天的房间隔缺损及动脉导管未闭；复查的尿液常规仍然提示大量蛋白尿和镜下血尿；血浆白蛋白已经降到了 20g/L 以下。最终孩子被确诊为：①支气管肺炎。②先天性心脏病（房间隔缺损、动脉导管未闭）。③先天性肾病综合征。

考虑到患儿的发病年龄极小，医生和家长进行了沟通，经过孩子父母的同意，采集了一家三口的血样，进行了针对先天性肾病综合征的基因筛查。在等待结果的过程中，孩子的父母经历了多个夜晚的辗转反侧，最终做出来一个艰难的决定：放弃治疗。抱着奄奄一息的孩子离开医院的时候，妈妈哭得肝肠寸断。回到家里，因为中止了治疗，孩子的病情迅速恶化，几天后便化作了天边最小的流星，离开了这个世界，也带走了父母的思念。

两个月后，基因筛查的报告出来了。患儿和他母亲均被检出携带的 COL4A5 基因突变，关联的疾病为 X 染色体显性遗传的 Alport 综合征。这种疾病因为是 X 染色体显性遗传，而母亲是杂合体，因此症状比较轻微，目前对生活没有造成影响。患儿因为是男孩，只有一条 X 染色体，因此，症状出现得更早更严重，预后也相对更差。

三、时尚妈妈的小棉袄

这是个漂亮的小姑娘，从有记忆以来就看着妈妈在自家的服装店里为客人挑选最时尚的衣服，最喜欢的是妈妈梳妆台上五颜六色的化妆品，那些闪闪发光的瓶瓶罐罐里装着她公主般的梦想。

在她生长到 5 岁的时候，患了一场不那么寻常的感冒。她一直在发热，妈妈把服装店锁上门，带着她来到了当地的儿童医院，做了常规的检查，却被发现了血尿、蛋白尿。她第一次住进了医院。医生给她下了"肾病综合征"的诊断，并给她加上了足量的激素治疗。在治疗的过程中，患儿出现了周身的水肿。眼看着28天的治疗周期即将结束，尿蛋白却不见减少，妈妈带着她转诊到了南京军区南京总医院（现为东部战区总医院）。

以下是接诊的住院医生记录的病史。

患儿2016年12月4日无明显诱因出现发热，就诊于外院，查尿液常规：蛋白（3+），红细胞（2+）。血生化：白蛋白15g/L，总胆固醇12.66mmol/L，诊断"肾病综合征"。2016年12月9日起给予泼尼松8片/日（1片泼尼松相当于5mg）、口服4周，尿蛋白维持在3+～4+，并逐渐出现周身浮肿，现为求进一步诊治入我中心。患儿病程中一般情况尚可，精神可，食欲可，近1周无发热，无头晕、头痛，无咳嗽、咳痰，无恶心、呕吐，无腹痛、腹泻，尿量少，尿色正常，排便正常。

患儿已经用了超过1个月的足量激素治疗，院外也经过甲基泼尼松冲击治疗1个疗程，也无效，我中心建议加用免疫抑制剂，考虑患儿自身与家庭情况，经过与家长反复沟通，检查了患儿的 CYP3A5 基因型，结果为 CYP3A5*1*1，提示他克莫司在她的体内代谢会比较快，同等剂量下药物浓度会比别的孩子明显偏低。2017年1月17日起加用他克莫司每次1mg，每12小时1次口服，1周后查他克莫司血药浓度0.9ng/ml，于是加用五酯胶囊口服，提高他克莫司血药浓度，1周后复查血药浓度4.7ng/

ml。而这个时候，她的尿蛋白降到了(2+)，水肿也基本消退了。

综合该患儿的病情，她从疾病一开始便一直有持续的镜下血尿，初次激素诱导即表现为激素耐药，而加用了二线药物他克莫司后尿蛋白仍未好转，医生决定为她行经皮肾穿刺活检术。她非常乖巧，手术过程中一动不动地配合着医生，在局部麻醉下顺利完成了肾穿刺活检术。3天后，病理结果出来了。以下是详细的描述。

光镜：皮质肾组织3条，44个肾小球中6个球性废弃。余正切肾小球体积增大，系膜区轻度增宽，系膜细胞和基质增多，毛细血管袢开放好，球门部见透明滴，囊壁节段增厚。肾组织PASM-Masson染色示：肾小球系膜区未见嗜复红物。肾小管间质病变轻，多灶性肾小管上皮细胞浊肿，间质小灶性泡沫细胞分布。动脉未见明确病变。肾脏病变类型及特点：肾小球轻度系膜增生性病变伴体积增大，球性废弃（6/44）。免疫荧光：肾小球6个，冰冻切片荧光染色 IgM^+，弥漫分布，呈颗粒状沉积于系膜区。IgA、IgM、C3、C1q阴性。Ⅳ型胶原：α_3 链、α_5 链完整。

医生向孩子的妈妈详细交代了孩子的病情，为什么会出现激素耐药，以及后面的治疗过程中可能出现的情况。患儿的妈妈很坚强，虽然心痛，还是坦然接受了女儿的病情，并决定一切配合医生的治疗。

诊断至今，时间已经过去了一年半，激素和他克莫司的用量都在遵医嘱逐渐减量。疾病和治疗的用药并没有给她留下太多的痕迹，身高也在同龄人中处于中上等水平。她的尿蛋白现在维持在正常水平，其他指标基本恢复了正常，目前处于恢复期。每隔3个月来南京复查已经成了她和她妈妈的习惯。这个漂亮的小姑娘即将进入小学课堂，开始她精彩的学校生活。

四、大肚皮的小男孩

他曾是全家的希望。10年前，母亲为了爱情不顾娘家人的反对，远嫁千里，并很快生下了哥哥。当时因为家里贫困，母亲生产的时候没有去正规的大医院，哥哥在出生过程中出现了窒息，也因此留下了终身的遗憾——右半侧身体不能动，右手永远蜷缩着，脑袋也一直歪着。医生说，这是缺氧造成的大脑损伤，也就是脑瘫。为了给哥哥治病，爸爸远走他乡在外打工赚钱，妈妈则一个人在家一边工作一边照顾残疾的哥哥。

5年前，母亲吸取了教训，到县人民医院生下了他。那一年是全家最快乐的一年。他学会了走路，学会了喊爸爸、妈妈，学会了和哥哥一起玩耍。然而苍天似乎没打算放过这个满目疮痍的家庭，他在1岁半的时候，被确诊为"肾病综合征"。此后经历了多次的复发，并出现了反复的癫痫大发作。直到2017年春节前，他肿得眼睛都睁不开，肚子里慢慢积聚的腹水使肚皮几乎透明，看起来像青蛙一样，甚至连阴囊都肿得像两个透明的皮球，阴囊的皮肤在往外一滴一滴渗着水珠。老家的医生开始劝他妈妈放弃，不甘心的她抱着儿子，带着最后一丝希望来到了南京。

以下是他当时的入院病历。

　　患儿 2013 年 3 月无明显诱因下出现周身浮肿，就诊于 A 市儿童医院，诊断为"肾病综合征"（具体检查结果不详），给予泼尼松治疗（早、晚 12.5mg，中 10mg），1 周后尿蛋白转阴。后每年复发 1 次。2015 年 10 月 9 日就诊于 B 市儿童医院，给予他克莫司早 0.5mg，晚 0.25mg，复查血药浓度偏低，于 2015 年 11 月 8 日调整至 0.5mg、q12h，2015 年 11 月 20 日改为 0.5mg、tid。2015 年 12 月 1 日夜间抽搐发作 1 次，双眼上翻，双上肢抖动，双下肢强直，呼之不应，大小便失禁，持续约数小时，再次于 B 市儿童医院就诊，予"安定（具体剂量不详）"后缓解，并收入院治疗 17 天，应用甘露醇、头孢唑肟钠、青霉素等。2015 年 12 月 15 日行头颅 MRI 检查提示脑萎缩征象，不排除后白质脑病。2016 年 9 月始出现间接性小抽搐，表现为双眼向右凝视，家长予"按压人中，按压虎口"，数分钟后缓解。2017 年 1 月复发后就诊于 C 医院，予停用他克莫司，给予甲泼尼龙冲击 2 次（共 6 天，剂量不详），甲泼尼龙冲击治疗当天夜间抽搐发作 1 次，表现为双眼上翻，四肢抖动，牙关紧闭，呼之不应，给予安定（2 次，剂量不详）及甘露醇治疗，约 1 小时抽搐停止，但呼吸停止，立即予气管插管，呼吸机辅助治疗，约半小时后逐渐缓解并恢复自主呼吸，约 3 天后继续予甲泼尼龙冲击治疗，甲泼尼龙冲击治疗结束约 3 天后予环磷酰胺冲击 2 次（间隔半月冲击治疗第 2 次，具体剂量不详），效果欠佳，住院期间出现镜下血尿及尿糖 3+ ～ 4+，血糖值不详，现为求进一步诊治入院。患儿现精神略差，食欲可，无发热，无头晕、头痛，无咳嗽、咳痰，无恶心、呕吐，无腹痛、腹泻，尿量少，尿色正常，排便正常。

入院后，医生第一时间为他安排了全麻下的肾穿刺活检术。以下是肾脏病理报告。

光镜：皮质肾组织 2 条，15 个肾小球中 2 个节段硬化，余肾小球节段系膜区轻度增宽，系膜细胞和基质增多，毛细血管袢开放好，个别球袢皱缩，囊壁节段增厚分层。肾组织 PSAM-Masson 染色示：肾小球上皮侧未见明确嗜复红物。肾小管间质急性病变中度，多灶性肾小管上皮细胞刷状缘脱落，见蛋白管型和嗜碱性物，灶性肾小管上皮细胞浊肿，见小空泡变性，间质少量单个核细胞浸润，小灶性聚集，间质小灶性纤维化。动脉未见明显病变。

主要诊断：①局灶性节段性肾小球硬化；②急性肾小管间质损伤。肾脏病变类型及特点：肾小球轻度系膜增生性病变，节段硬化 (2/15)，肾小管间质中度急性病变 (30%)。免疫荧光：肾小球 7 个，冰冻切片荧光染色 IgG+，弥漫分布，呈颗粒状沉积于系膜区及血管袢，以血管袢沉积为主。IgA、IgM、C3、C1q 阴性。胶原IV型：α_3 链正常，α_5 链正常。

局灶性节段性肾小球硬化是临床医生最不愿见到的肾病综合征的病理类型之一。医生向家长交代了孩子的不良预后，并考虑到孩子的严重水肿，建议立即进行血液净化治疗，孩子妈妈懵了，一方面心疼年仅 4 岁的儿子要面临中心静脉插管的痛苦；另一方面家里已经因他和他哥哥的病家徒四壁，连生活费都需要亲戚接济。她向主任说明了家里的情况，但也明确地表达她不愿放弃小儿子。主任看着眼前这个和自己女儿差不多年龄却承受了太多苦难的年轻母亲，告诉她，你放心，孩子的病交给我们，我们会尽力治疗。

在主任的指导下，患儿接受了激素联合他克莫司、环磷酰胺的多靶点治疗，期间针对孩子反复发作的癫痫加用了抗癫痫的药物，针对孩子的甲状腺功能减退加用了甲状腺素药物。2017 年，患儿的尿蛋白始终维持在 3+ ～ 4+，需要定期静脉补充白蛋白，每日口服利尿剂，才能维持出入液的基本平衡。到了 2018 年初，患儿的尿蛋白逐渐降到了 2+ 以下，也不再需要利尿剂促进排尿。2018 年 5 月，奇迹发生了，患儿的尿蛋白转阴了。而这个时候的激素和他克莫司都已经减量到了非常小的剂量，甲状腺功能也逐渐恢复了正常。

2018 年 6 月，妈妈又带着他到南京来复查。这一年，他的身高蹿了一大截，看看一年前的照片，连妈妈都认不出是同一个孩子。主任问他："你想不想上幼儿园呀？"孩子点点头。主任笑了，告诉他妈妈，2018 年的 9 月份，他可以和同龄的孩子一起，在幼儿园尽情玩耍了。

肾病综合征是一大类症候群，主要表现为大量蛋白尿、低白蛋白血症、高脂血症与不同程度的水肿。但是，相同肾病类型患儿其病理类型也不尽相同，相应的治疗方案、治疗效果及疾病预后差异也很大。早期识别特殊病例，及时完善肾脏病理检查与基因检测，对患儿的治疗和预后至关重要。

（杨　晓）

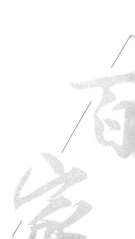

附录1：儿童激素敏感、复发/依赖肾病综合征诊治循证指南（2016）

中华医学会儿科学分会肾脏学组

【前言】

肾病综合征（nephrotic syndrome，NS）是由于肾小球滤过膜对血浆蛋白通透性增高、大量血浆蛋白自尿中丢失而导致一系列病理生理改变的一种临床综合征，以大量蛋白尿、低蛋白血症、高脂血症和水肿为其主要临床特点，可分为原发性、继发性和先天性3种类型。而原发性NS（primary nephrotic syndrome，PNS）约占小儿时期NS总数的90%，是儿童常见的肾小球疾病之一。国外报道儿童PNS年发病率为（2～4）/10万，患病率为16/10万。我国19个省27个市2个自治区和4个直辖市的37所协作医院的统计资料显示，PNS约占同期泌尿系统疾病住院患儿总数的20%。自20世纪50年代以来口服糖皮质激素（glucocorticosteroid，GC）（以下简称激素）一直是 PNS 公认的一线治疗方法。临床上≥ 85%PNS 患儿的肾脏病理改变为微小病变，对 GC 治疗敏感。我国儿童 PNS 的调查数据显示：7.6% ～ 91.0% 的患儿初始激素治疗敏感，但有 80% ～ 90% 的患儿复发，其中 25% ～ 43% 为频复发或激素依赖。由于长期或反复使用激素，会导致机体出现肥胖、生长抑制、高血压、糖尿病、骨质疏松、白内障等不良反应，这些频复发或激素依赖的患儿常需加用或改用免疫抑制剂，然而免疫抑制剂也可引起严重的不良反应。2009 年 3 月《中华儿科杂志》发表了"儿童激素敏感、复发 / 依赖肾病综合征诊治循证指南（试行稿）"，对规范该病诊治起到了积极作用。由于近年不断有新研究证据发表，因此本指南在 2009 年指南的基础上，通过全面查询、分析和评价新的研究证据、征求各方意见并充分讨论，达成共识后进行修订，旨在帮助临床医生为激素敏感、复发 / 依赖 NS 患儿选择当前相对较好的诊治方法。本指南主要适用于具有一定儿童肾脏病专业基础及接受过儿童肾脏专业培训或研修的临床儿科医师，尤其为儿童肾病专科医师提供了临床参考。在临床实践中，医师应参考本指南原则并结合患者具体病情进行个体化处理。

【证据来源】

本指南采用了 2009 年指南所检索的数据库 [Embase、Medline、PubMed、Cochrane Library、ACP、Journal Club、OVID 平台数据库、Springer-Link、Elsevier ScienceDirect 电子期

刊、中国生物医学文献数据库（CBM）、中国期刊网全文数据库（CNKI）、万方数据资源系统和中文科技期刊全文数据库（VIP）等数据库]，检索关键词为 nephrotic syndrome，diagnosis，therapy or treatment，guideline，systemic review，meta-analysis，randomized clinical trials（RCTs），child or childhood，相关英文和中文文献发表时间为 2008 年 6 月至 2015 年 12 月。文献纳入标准：①研究对象小于等于 18 岁；②关于儿童激素敏感、复发 / 依赖 NS 诊治指南、随机对照临床试验、meta 分析和综述。文献排除标准：病例报道。

【证据水平及推荐等级】

依据中华医学会儿科学分会肾脏学组建议，本指南中的证据水平及推荐等级参照欧洲心血管病学会提出的证据和推荐建议分级，其中证据水平分为 A、B、C 3 个级别，推荐等级分为 I、IIa、IIb 和 III 4 个等级。在本指南中以 [证据水平 / 推荐等级] 表示。

【PNS 的诊断】

一、诊断标准

1. 大量蛋白尿：24h 尿蛋白定量 ≥ 50mg/kg 或晨尿蛋白 / 肌酐（mg/mg）≥ 2.0，1 周内 3 次晨尿蛋白定性（+++）～（++++）。

2. 低蛋白血症：血清白蛋白低于 25g/L。

3. 高脂血症：血清胆固醇高于 5.7mmol/L。

4. 不同程度的水肿。

以上 4 项中以 1 和 2 为诊断的必要条件。

二、临床分型

1. 依据临床表现可分为以下两型

（1）单纯型 NS（simple type NS）：仅有上述表现者。

（2）肾炎型 NS（nephritic type NS）：除以上表现外，尚具有以下四项之一或多项者：2 周内分别做 3 次离心尿，镜检红细胞 ≥ 10 个 / 高倍镜视野（HP），并证实为肾小球源性血尿；反复或持续高血压 [≥ 3 次于不同时间点测量的收缩压和（或）舒张压大于同性别、年龄和身高的儿童青少年血压的第 95 百分位数]，并除外糖皮质激素等原因所致；肾功能异常，并排除由于血容量不足等所致；持续低补体血症。

2. 按激素的治疗反应可分以下三型

（1）激素敏感型 NS（steroid-sensitive NS，SSNS）：以泼尼松足量 [2mg/（kg·d）或 60mg/（m^2·d）] 治疗 ≤ 4 周尿蛋白转阴者。

（2）激素耐药型 NS（steroid-resistant NS，SRNS）：以泼尼松足量治疗 > 4 周尿蛋白仍阳性者。又可分为初治耐药（initial non-responder）和迟发耐药（late non-responder）。后者指激素治疗 1 次或多次缓解后，再次激素治疗 > 4 周尿蛋白仍阳性者。

（3）激素依赖型 NS（steroid-dependent NS，SDNS）：对激素敏感，但连续两次减量或停药 2 周内复发者。

三、复发与频复发

1. 复发：连续 3d，24h 尿蛋白定量 ≥ 50mg/kg，或晨尿的尿蛋白 / 肌酐（mg/mg）≥ 2.0，或晨尿蛋白由阴性转为（+++）～（++++）。

2. 非频复发：首次完全缓解后 6 个月内复发 1 次，或 1 年内复发 1 ～ 3 次。

3. 频复发（FR）：指病程中半年内复发 ≥ 2 次，或 1 年内复发 ≥ 4 次。

四、PNS 的转归判定

1. 未缓解：晨尿蛋白 ≥（+++）。

2. 部分缓解：晨尿蛋白阳性 [≤（++）] 和（或）水肿消失、血清白蛋白 > 25g/L。

3. 完全缓解：血生化及尿检查完全正常。

4. 临床治愈：完全缓解，停止治疗 > 3 年无复发。

【PNS 的治疗】

一、初发 NS 的治疗

1. 激素治疗：可分以下两个阶段 [A/ Ⅰ]。

（1）诱导缓解阶段：足量泼尼松 2mg/（kg·d）（按身高的标准体重计算）或 60mg/（m²·d），最大剂量 60mg/d，先分次口服，尿蛋白转阴后改为晨顿服，共 4 ～ 6 周。

（2）巩固维持阶段：泼尼松 2mg/kg（按身高的标准体重计

算），最大剂量 60mg/d，隔日晨顿服，维持 4 ～ 6 周，然后逐渐减量，总疗程 9 ～ 12 个月。

2. 激素治疗注意事项

（1）初发 NS 的激素治疗须足量和足够疗程，可降低 1 ～ 2 年复发率。

（2）目前国外随机对照临床试验研究建议激素用短疗程法，但实际应用后复发率较高，重复应用激素的累积剂量也较大。因此，基于我国临床应用实际情况及专家共识，仍建议采用中长程激素疗法。

二、非频复发 NS 的治疗

1. 积极寻找复发诱因，积极控制感染，部分患儿控制感染后可自发缓解 [C/ I]。

2. 激素治疗

（1）重新诱导缓解：泼尼松 2mg/（kg·d）（按身高的标准体重计算）或 60mg/m^2，最大剂量 60mg/d，分次或晨顿服，直至尿蛋白连续转阴 3d 后改为 1.5mg/kg 或 40mg/m^2，隔日晨顿服 4 周，然后用 4 周以上的时间逐渐减量 [B/ I]。

（2）在感染时增加激素维持量：患儿在巩固维持阶段患上呼吸道或胃肠道感染时改隔日口服激素治疗为同剂量每日口服，连用 7d，可降低复发率 [A/ I]。

三、FRNS/SDNS 的治疗

1. 激素的使用

（1）拖尾疗法：同非频复发重新诱导缓解后泼尼松每 4 周减量 0.25mg/kg，给予能维持缓解的最小有效激素量（0.5 ～ 0.25mg/kg），隔日口服，连用 9 ～ 18 个月 [C/ II a]。

（2）若隔日激素治疗出现反复，可用能维持缓解的最小有效激素量（0.5 ～ 0.25mg/kg），每日口服 [C/ II a]。

（3）在感染时增加激素维持量：患儿在巩固维持阶段患上呼吸道或胃肠道感染时改隔日口服激素治疗为同剂量每日口服，连用 7d，可降低复发率 [A/ I]。若未及时改隔日口服为每日口服，出现尿蛋白阳性，仍可改隔日激素为同剂量每日顿服，直到尿蛋白转阴 2 周再减量。如尿蛋白不转阴，重新开始诱导缓解或加用其他药物治疗 [C/ II a]。

（4）纠正肾上腺皮质功能不全：肾上腺皮质功能减退患儿复发率明显增高，对这部分患儿可静滴促肾上腺皮质激素（ACTH）来预防复发。对 SDNS 患儿可予 ACTH 0.4U/（kg·d）（总量不超过 25U）静滴 3 ～ 5d，然后激素减量，同时再用 1 次 ACTH 以防复发。每次激素减量均按上述处理，直至停激素 [C/ II a]。近年国内报道的 ACTH 用法为：1U/（kg·d）（最大剂量控制在 50U 以下），静滴 3 ～ 5d 为 1 疗程，每月 1 疗程。2 个疗程后，激素每月减量 1.25 ～ 5mg。一般 ACTH 用 6 个疗程或激素减停后继续用 ACTH 治疗 2 个疗程 [C/ II a]。

2. 免疫抑制剂治疗

（1）环磷酰胺（cyclophosphamide）用法：口服疗法：2～3mg/（kg·d），分 2～3 次，疗程 8 周；静脉冲击疗法：8～12mg/（kg·d），每 2 周连用 2d，总剂量≤ 168mg/kg 或 500mg/m²，每月 1 次，共 6 次。应用环磷酰胺时需注意以下几方面：口服治疗 8 周，与单独应用激素比较，可明显减少 6～12 个月复发率。但无证据表明进一步延长疗程至 12 周能减少 12～24 个月时的复发 [A/Ⅰ]。口服环磷酰胺 3mg/（kg·d）联合泼尼松治疗的效果较口服 2mg/（kg·d）联合泼尼松治疗的效果好 [B/Ⅱa]。如患儿能耐受，建议口服剂量为 3mg/（kg·d）。静脉每月 1 次冲击治疗，与口服治疗相比，两者的有效率无差异，而白细胞减少、脱发、感染等不良反应较口服法轻 [A/Ⅰ]。环磷酰胺治疗 FRNS 患儿的疗效优于 SDNS，FRNS 2 年和 5 年的缓解率分别为 72% 和 36%，而 SDNS 2 年和 5 年的缓解率分别为 40% 和 24% [A/Ⅰ]。随年龄的增加，环磷酰胺治疗的缓解率增加。有文献显示，< 3.8 岁的患儿 2 年缓解率为 17.2%，3.8～7.5 岁的缓解率为 30%，> 7.5 岁缓解率可达 45% [C/Ⅱa]。避免青春期前和青春期用药。

（2）环孢素 A（cyclosporine A）用法：4～6mg/（kg·d），每 12h 口服 1 次，维持血药谷浓度 80～120ng/ml，疗程 12～24 个月。应用环孢素时需注意以下几方面：建议餐前 1h 或餐后 2h 服药 [C/Ⅱa]。初次服药后 1 周查血药浓度，根据血药浓度调整剂量。用药期间需监测血药浓度 [B/Ⅰ]。维持期口服较小剂量 [1.5 ～ 2.0mg/（kg·d）] 时，单次服用可增加药物的峰浓度，对谷浓度无影响，既能达到同样的疗效，又可减少不良反应，增加患儿的依从性 [C/a]。环孢素 A 肾毒性（CsAN）发生的独立危险因素为：环孢素 A 治疗时间＞ 36 个月、患儿接受环孢素 A 治疗时年龄＜ 5 岁、大量蛋白尿的持续时间长（＞ 30d）。有 CsAN 的患儿发生复发的风险明显高于无 CsAN 的患儿 [C/Ⅱa]。临床上应对长期使用环孢素 A 的患儿进行监测，当患儿血肌酐水平较基础值增高 30%，应减少环孢素 A 的用量。对使用 2 年以上的患儿，应肾活检观察有无肾毒性的组织学证据 [A/Ⅰ]。

（3）他克莫司用法：0.05 ～ 0.15mg/（kg·d），每间隔 12h 1 次，维持血药谷浓度 5 ～ 10μg/L，疗程 12 ～ 24 个月。应用他克莫司时需注意以下几方面：建议餐前 1h 或餐后 2h 服药 [C/Ⅰ]。初次服药后 1 周查血药谷浓度，根据血药浓度调整剂量。用药期间需监测血药浓度 [B/Ⅰ]。他克莫司生物学效应是环孢素 A 的 10 ～ 100 倍，肾毒性较环孢素 A 小。对严重的 SDNS 或 FRNS 治疗的效果与环孢素 A 相似 [C/Ⅱa]。对于有糖尿病家族史、糖耐量降低或肥胖的患儿应慎用 [C/Ⅰ]。患儿及家人不能接受环孢素 A 对容貌的影响（如多毛、牙龈增生等）时，建议使用他克莫司代替环孢素 A 治疗 [C/Ⅰ]。

（4）霉酚酸酯（mycophenolate mofetil）用法：20 ～ 30mg/（kg·d），每 12h 口服 1 次，每次最大剂量不超过 1g，疗程

12 ～ 24 个月。应用霉酚酸酯时需注意以下几方面：①长疗程（＞12 个月）霉酚酸酯治疗可减少激素用量、降低复发率，无明显的胃肠道反应和血液系统不良反应 [B/ Ⅰ]。②对环孢素 A 抵抗、依赖或环孢素 A 治疗后频复发患儿，霉酚酸酯能有效减少激素用量和环孢素 A 的用量 [B/ Ⅰ]，可替代环孢素 A 作为激素的替代剂，与免疫抑制剂合用有更好的疗效。

（5）长春新碱（vincristine）用法：$1mg/m^2$，每周 1 次，连用 4 周，然后 $1.5mg/m^2$，每月 1 次，连用 4 个月。能诱导 80% 的 SDNS 缓解，对部分使用环磷酰胺后仍频复发的患儿可减少复发次数 [C/ Ⅱa]。

（6）其他免疫抑制剂

①咪唑立宾用法：5mg/（kg·d），分两次口服，疗程 12 ～ 24 个月。近年研究表明，咪唑立宾能减少 SDNS 或 FRNS 患儿的尿蛋白，减少激素用量，提高缓解率 [C/ Ⅱa]。

②硫唑嘌呤（azathioprine）：与单纯激素治疗和安慰剂治疗相比，其治疗在 6 个月时的复发率无差别，现已不建议临床应用 [A/ Ⅰ]。

3. 免疫调节剂：左旋咪唑（levamisole）用法：2.5mg/kg，隔日口服，疗程 12 ～ 24 个月。

应用左旋咪唑时需注意以下几方面：一般作为激素辅助治疗，适用于常伴感染的 FRNS 和 SDNS [C/ Ⅱa]。与单纯激素治疗相比，加用左旋咪唑可降低 SDNS 和 FRNS 复发风险 [A/ Ⅰ]。

左旋咪唑治疗 6 个月以上，其降低复发效果与口服环磷酰胺治疗相似，可降低 6 个月、12 个月、24 个月复发风险 [B/Ⅰ]。左旋咪唑在治疗期间和治疗后均可降低复发率，减少激素的用量，某些患儿可诱导长期的缓解 [C/Ⅱa]。

【相关注意事项】

一、肾穿刺活检适应证及注意事项（未分级）

1. 适应证：迟发激素耐药者；高度怀疑病理为非微小病变者；接受钙调磷酸酶抑制剂治疗过程中出现肾功能下降者。

2. 对尚未开展儿童肾活检的单位，建议将具有肾活检指征的患儿转诊至已开展儿童肾活检的医疗机构。

二、减少 SSNS 患儿严重感染的风险的建议（未分级）

1. 接种肺炎疫苗。

2. 患儿及与其接触的家庭成员每年接种流感疫苗。

3. 与水痘感染者亲密接触后，对未患过水痘而又使用免疫抑制剂的患儿，建议使用水痘丙种球蛋白。

综上所述，通过半个多世纪的探索，我国儿童 PNS 的诊治日趋成熟，但仍存在着治疗不规范、治疗效果参差不齐的情况，更新本指南的意义一方面在于与时俱进，通过国内外最新进展改进对疾病诊治的认识；另一方面，通过对原指南发布以来收集汇总各方建议和临床实践结果，修正不足，以进一步为广大临床儿科医生提供更具实用性的诊疗参考。

（杨　帆　蒋小云）

附录 2：《儿童激素敏感、复发 / 依赖肾病综合征诊治循证指南（2016）》解读

　　在《中华儿科杂志》2009 年 3 月发表的"儿童常见肾脏疾病诊治循证指南（一）：激素敏感、复发 / 依赖肾病综合征诊治循证指南试行稿"（以下简称"2009 版指南"）的基础上，参照国内外最新研究证据，中华医学会儿科学分会肾脏学组制定了"激素敏感、复发 / 依赖肾病综合征诊治循证指南（2016）"（以下简称"2016 版指南"）。现针对"2016 版指南"更新部分的内容，2017 年 4 月在北京召开的"儿童常见肾脏疾病诊治循证指南 2016 研讨会"上参会专家所提意见或建议，以及会后邮件征求学组委员反馈的意见或建议解读如下。

一、诊断方面

　　1.有关临床分型：有专家提出是否取消单纯型和肾炎型肾病综合征的分型。管娜等对其中心 20 年内原发性 NS 患儿的回

顾性研究分析显示：单纯型 NS 和肾炎型 NS 的患儿在糖皮质激素（以下简称激素）耐药、预后和并发症等方面有明显差异，进行临床分型对早期评估预后、及时调整治疗方案有帮助，因此"2016 版指南"继续保留该临床分型。对其中肾炎型 NS 的判断标准做如下解读。

（1）有关血尿的标准：有专家提出"2009 版指南"血尿的标准与中华医学会儿科学分会肾脏病学组在 2004 年"全国儿童血尿暨慢性肾衰竭专题讨论会"上制定的我国儿童血尿的诊断标准不一致。"2009 版指南"定义为"2 周内≥ 3 次离心尿镜检红细胞≥ 10 个 / 高倍镜视野（HP），并证实为肾小球源性血尿"，2004 年会议标准是"离心尿尿红细胞＞ 3 个 /HP 或＞ 8 个 /μl，非离心尿尿红细胞 1 ～ 2 个 /HP，若 2 ～ 3 周内重复 2 ～ 3 次尿检异常，考虑具有病理意义"。由于 NS 患儿肾小球滤过膜的通透性增加，红细胞滤过或漏出的概率和数量增加，若直接套用 2004 年会议血尿的诊断标准，可能导致诊断肾炎型 NS 的病例数显著增加而失去了该分型的临床意义，因此"2016 版指南"保留了"2009 版指南"中血尿的诊断标准。国内很多医院采用尿沉渣全自动分析仪对尿液中的红细胞进行定量分析，对此，有专家建议在肾炎型 NS 血尿标准中增加尿沉渣全自动分析仪尿红细胞的定量标准。然而，不同医院的尿沉渣分析仪型号不一，各个型号之间的灵敏度和特异度也有区别，只能作为一种快速定量分析的过筛手段，得出的定量值只能供参考，在怀疑血尿时仍需做尿沉渣镜检红细胞计数才较为可靠。

（2）有关高血压的标准："2009 版指南"仅提供了学龄前和学龄期儿童的高血压诊断阈值，而未考虑年龄、性别及身高对患儿血压的影响。欧洲心脏学会（European Society of Cardiology）及欧洲高血压学会（European Society of Hypertension）最新"儿童青少年高血压管理指南"推荐使用美国儿童青少年血压控制工作组第 4 次报告制定的诊断标准。国内米杰等发表了"中国儿童青少年血压参照标准的研究制定"，初步建立了适合中国儿童青少年生长发育特点的血压参照值，目前已在临床广泛使用。参照上述研究成果并结合临床实际情况，"2016 版指南"将高血压的标准修订为"≥ 3 次于不同时间点测量的收缩压和（或）舒张压值大于同性别、年龄和身高的儿童青少年血压的第 95 百分位数"。"2009 版指南"高血压的标准 [学龄儿童≥ 130/90mmHg（1mmHg ＝ 0.133kPa），学龄前儿童≥ 120/80mmHg] 较为简单，方便易记，而"2016 版指南"高血压的标准更精确和科学。

（3）有关肾功能不全的标准："2009 版指南"只提及"肾功能不全"，未提供具体的数据指标。对应的指南解读中建议参考2000 年珠海会议有关小儿肾功能诊断的指标，具体如下：①肾功能正常期：血尿素氮（BUN）、血肌酐（SCr）及内生肌酐清除率（Ccr）正常；②肾功能不全代偿期：血 BUN、SCr 值正常，Ccr 为 50 ～ 80ml/（min·1.73m^2）；③肾功能不全失代偿期：血 BUN、SCr 值增高，Ccr 为 30 ～ 50ml/（min·1.73m^2）；④肾功能衰竭期（尿毒症期）：Ccr 为 $10 \sim 30$ml/（min·1.73m^2），SCr > 353.6μmol/L，并 出 现 临 床 症 状，如 疲 乏、不 安、胃肠道症状、贫血、酸中毒等；⑤ 终末肾：Ccr 为 < 10ml/（min·1.73m^2），如无肾功能替代治疗难以生存。国内同行和学组委员认为上述标准在临床应用实用性不强，也未具体标明哪一期适用。在研讨会上曾拟修改为"肾功能异常"，而"肾功能异常"既有肾小球功能异常，也有肾小管功能异常，也需对肾小管功能异常提供具体数值的界定，否则易将肾炎型 NS 的诊断泛化。第 8 版《诸福棠实用儿科学》则描述为"持续性氮质血症，BUN $>$ 10.7mmol/L，并排除由于血容量不足所致"。而尿 BUN 受多种因素影响，非一精确指标。由于目前缺乏相关临床证据支持，尚不能达成共识，建议参考上述肾功能诊断的指标。

2. 有关激素敏感性的界定："2009 版指南"将足量激素治疗 4 周尿蛋白转阴者定义为激素敏感型 NS（steroid-sensitive NS，SSNS），尿蛋白仍阳性者为激素耐药型 NS（steroid-resistant，SRNS）。2012 版 KDIGO 指南将激素治疗 4 周尿蛋白转阴定义为 SSNS，激素治疗 8 周未完全缓解者定义为 SRNS，期间的 8 周由临床医生评估处理后再判断，充分体现临床医生在诊疗过程中的能动性和个体化处理。2014 年加拿大指南对 SSNS 和 SRNS 的定义同 2012 版 KDIGO 指南，2015 年日本指南对 SSNS 和 SRNS 的定义同我国"2009 版指南"。全国 37 所协作医院参与的"我国儿童激素敏感、复发 / 依赖肾病综合征诊疗现状的多中心研究"显示：初发 NS 患儿，足量激素应用 4 周内尿蛋白转阴占 96.1%，4 ～ 8 周转阴的仅占 3.6%，提示仅非常小部分患儿通过延长激素治疗可达到尿蛋白转阴，也提示若患儿对激素治疗敏感，96.1% 的尿蛋白转阴发生在治疗的 4 周内。初次激素治疗尿蛋白转阴时间与患儿的复发明显相关，达尿蛋白转阴时间越长，复发率越高。因此，如以"足量激素治疗 8 周"作为判断激素敏感与否的标准，不仅耗时太长，增加激素的不良反应，也不利于疾病的及时控制。专家组讨论后决定沿用"2009 版指南"的诊断标准，对激素是否敏感界定在足量激素治疗 4 周尿蛋白是否转阴。在判断时应注意：①初始激素的使用是否足量；②是否存在其他合并药物的影响如利福平、苯妥英钠等。

3. 有关频复发（frequent relapse，FR）的界定："2009 版指南"将病程中半年复发≥ 2 次，1 年复发≥ 3 次的 NS 定义为 FRNS。国外指南如 2012 年 KDIGO 指南、2015 年日本指南、2009 年美国指南等定义为初次治疗缓解后 6 个月内复发 2 次及以上，或任何 12 个月内复发 4 次以上。为了更好与国际接轨，便于用相同的诊断标准与国外同行交流，"2016 版指南"将病程中半年内复发≥ 2 次，或 1 年内复发≥ 4 次的 NS 定义为 FRNS。

二、治疗方面

1. 有关初发 NS 患儿的治疗

（1）关于初发 NS 激素使用的最大剂量："2009 版指南"提及激素的用量有性别和年龄的差异，对＞ 4 岁的男童激素最大剂量可用到 80mg/d。但后续并无相关研究证据进一步支持该最大剂量的益处。参考 2012 年 KDIGO 指南、日本 "2013 版慢性肾脏疾病循证医学指南" 及国内专家意见后，考虑大剂量激素使用的安全性和不良反应等问题，"2016 版指南" 将 "2009 版指南" 中 NS 前 6 周诱导缓解期激素最大剂量 "80mg/d" 修订为 "60mg/d"。

（2）关于按身高的标准体重计算激素剂量：推荐参照 2009 年 "中国 0 ～ 18 岁儿童、青少年身高、体重的标准化生长曲线" 来计算患儿身高的标准体重。

（3）关于 NS 诱导缓解期的激素疗程："2009 版指南" 强调 "足量、足疗程（即 6 周）" 原则，并且指出尽管 6 周的激素诱导治疗会增加不良反应的发生概率，但肾病的复发率下降。然而，Baek 等的研究表明：对于诱导期尿蛋白转阴时间＜ 1 周的患者，采用足量激素诱导缓解 4 周的疗程与采用 6 周的疗程比较，二者的复发率并无差异。参考 2012 年 KDIGO 指南及学组委员的意见，建议足量激素诱导 2 周内尿蛋白就已完全缓解的患儿，诱导缓解期的疗程可为 4 周；足量激素诱导治疗＞ 2 周尿蛋白才完全缓解的患儿，诱导缓解的疗程为 6 周。

（4）关于维持缓解期的激素疗程：既往随机对照研究（random controlled trial，RCT）表明，将激素疗程延长至 7 个月能最大程度减少复发的危险度，建议疗程控制在 7 个月左右。近年来 3 个 RCTs 和一项荟萃分析表明：激素疗程 6 个月和疗程 2 ～ 3 个月方案相比，二者 2 年内的复发率虽无差异，但其 6 个月及 2 年内的实际复发率都很高，而且重复的足量激素使用，激素的累积剂量也较高。因此，结合我国目前的医疗情况和诊治体会，经专家组讨论后，"2016 版指南" 仍建议参照 "2009 版指南" 将激素总疗程维持在 9 ～ 12 个月。

（5）关于初发 NS 使用激素联合环孢素 A："2009 版指南"建议对部分初发 NS 患儿使用该方案。目前，除一项 2006 年的 RCT 显示该方案较单用激素治疗有优势外，没有进一步其他证据支持，且在实际临床中很少应用。经专家组讨论后，"2016 指南"取消推荐该方案。

2. 有关上呼吸道或胃肠道感染时激素的使用

在巩固维持阶段发生上呼吸道或胃肠道感染时，改隔日口服激素治疗为同剂量每日口服，持续 5 ～ 7d，可有效降低复发率。Abeyagunawardena 和 Trompeter 的研究纳入隔日激素用量 ＜ 0.6mg/kg 的 40 例 NS 患儿，随机分为试验组和对照组，在上呼吸道感染期间，试验组改同剂量激素每日口服，对照组予同剂量激素隔日口服，试验组复发率为 18%，对照组为 48%，差异具有统计学意义。Gulati 等的研究纳入隔日激素用量 ＜ 1mg/kg 的 100 例 FRNS 患儿，随机分为试验组和对照组，在上呼吸道或胃肠道感染时，试验组调整激素为同剂量每日口服，持续 7d，对照组仍维持隔日同剂量激素治疗，试验组的感染相关平均复发的次数为（0.7±0.3）次，平均年复发人次（0.9±0.4）/（年·次），对照组分别为（1.4±0.5）次和（1.8±0.5）/（年·次），差异有统计学意义。以上 2 个 RCTs 研究进一步表明了在巩固维持阶段发生上呼吸道感染或胃肠道感染时改隔日激素口服为每日同剂量激素口服的有效性，故提升证据等级为 A。在指南研讨会上学组委员提出临床实际中常出现的另一种情况，即在呼吸道或胃肠道感染时未及时改隔日激素口服为每日口服，出现尿蛋白阳性。经专家组讨论后达成共识，建议：发生上述情况时，仍可改隔日激素为同剂量每日顿服，直到尿蛋白转阴 2 周后减为隔日剂量。如尿蛋白持续不转阴，重新开始诱导缓解或加用其他药物治疗。

3. 有关 FRNS/SDNS 的免疫抑制剂治疗

（1）关于环磷酰胺："2016 版指南"更新环磷酰胺累积总剂量应 ≤ 168mg/kg。计算如下：指南中建议环磷酰胺的剂量为 2 ～ 3mg/（kg·d），疗程 8 周，即最大剂量为 3mg/d×7d（1周）×8 周 = 168mg/kg。当环磷酰胺用量大于 10mg/（kg·d）时，考虑到环磷酰胺引起的不良反应（肝功能损伤、出血性膀胱炎等），需注意水化，并可用巯乙磺酸钠预防出血性膀胱炎。因此，推荐最好在患儿处于缓解期，尿量可且能耐受水化的情况下使用环磷酰胺治疗。

（2）关于环孢素 A：参照 2015 年日本指南和国内专家意见，建议诱导期即前 6 个月维持环孢素 A 的血药谷浓度为 80 ～ 120ng/ml，之后逐渐减量，维持血药谷浓度为 60 ～ 80ng/ml，总疗程 12 ～ 24 个月。来源于肾移植术后患者的临床观察研究表明：

联合应用小剂量五酯片，可提高环孢素 A 的血药谷浓度 C_0、峰浓度 Cmax 和药物－剂量时间曲线下面积 AUC $0 \sim 12h$，可减少环孢素 A 用量，减少肾损伤的发生率，并可降低治疗费用。但五酯片应用于 NS 患儿的疗效和安全性尚需相关的研究进一步证实。

（3）关于霉酚酸酯：有研究显示霉酚酸酯用药第 1 年的年平均复发次数较环孢素 A 多，前者年平均复发次数是 1.1 次 / 年，后者为 0.24 次 / 年；第 2 年年平均复发次数和不良事件的发生率二者无显著差异，但使用霉酚酸酯的患儿平均肾小球滤过率 [146ml/ (min · $1.73m^2$)] 高于环孢素 A [118ml/ (min · $1.73m^2$)]，进一步亚组分析显示：患儿的复发率与霉酚酸（MPA）的暴露剂量相关，MPA-AUC $>$ 50（μg · h）/ml 时年平均复发次数为 0.27 次，MPA-AUC $<$ 50（μg · h）/ml 时为 1.4 次，暴露剂量大的患儿复发次数少，差异具有统计学意义，因此建议有条件的单位行霉酚酸酯浓度的监测。

（4）关于利妥昔单抗：国内外指南均建议当其他免疫抑制剂无效或引起的不良反应严重时可考虑使用。近年来有新的证据进一步支持上述建议。多项 RCT 研究表明：利妥昔单抗能够有效降低复发率，维持缓解，减少激素和免疫抑制剂的使用。① Iijima 等纳入 48 例 SDNS/FRNS 患儿，随机分为试验组和对照组，每组各 24 例，试验组予利妥昔单抗 $375mg/m^2$，最大剂量 $\leqslant$ 500mg，每周 1 次，连用 4 周；对照组予同剂量安慰剂静脉滴注，随访 1 年，试验组维持缓解的中位时间为 267d，对照组仅为 101d，差异具有统计学意义，且二者严重不良反应（如严重感染需住院治疗、急性肾功能损伤等）的发生率无明显差异。更多项研究也表明利妥昔单抗可明显降低 NS 复发，减少激素及免疫抑制剂的使用。② Kemper 等观察了 37 例 SDNS 患儿，使用 1～2 剂利妥昔单抗治疗者平均维持缓解的时间为（10.3±3.5）个月，而 3～4 剂利妥昔单抗治疗者的平均维持缓解时间可达（23.3±18.7）个月，差异有统计学意义，提示对于 SDNS 患儿使用 3～4 剂利妥昔单抗治疗较使用 1～2 剂疗效好。目前就利妥昔单抗的安全性、远期疗效及使用疗程和剂量仍待进一步探究。

（5）关于咪唑立宾：2000 年 Yoshioka 等的 RCT 研究表明：服用咪唑立宾 [4mg/（kg·d），分两次口服，疗程 48 周] 与安慰剂治疗相比，二者复发率的差异没有统计学意义。因此，临床上不推荐 SSNS 患儿使用。但进一步亚组分析后显示：对于 ≤10 岁的 FRNS 患儿，使用咪唑立宾治疗后能有效降低复发率。近年国内外研究也表明：咪唑立宾能有效减少 SDNS/FRNS 患儿的尿蛋白，减少激素用量，提高缓解率。对于咪唑立宾的剂量、疗效与血药浓度的关系及安全性仍需更多大样本多中心的 RCT 进一步证实。

（6）关于苯丁酸氮芥：目前国内无此药，且其与环磷酰胺的疗效相似，但其致死率，感染率，诱发肿瘤、惊厥发生率均高于环磷酰胺。其性腺抑制剂量与治疗有效剂量十分相近，故已很少用于临床，故"2016 版指南"将其删除。

三、注意事项方面

1. 有关肾脏穿刺活检："2009 版指南"未明确规定 PNS 儿童肾活检指征，参考 2012 年 KDIGO 指南和 2008 年印度指南及国内同行建议，结合我国的诊疗现状，"2016 版指南"增加了我国 NS 患儿肾穿刺活检指征及相关注意事项。

2. 有关指导免疫接种：感染是 PNS 患儿中最常见且致命的并发症，在感染的防治与控制方面，免疫接种作为一种有效的防治手段，具有不良反应小、疗效持久等优点。然而，一方面由于患儿应用激素和（或）免疫抑制剂，使机体处于免疫抑制状态；另一方面疾病本身的免疫功能紊乱也会影响机体的免疫应答。因此，就是否接种及如何接种，一直以来困惑着广大的临床医生和患儿家长，尤其是对于活疫苗接种。宋红梅和肖娟发表的"免疫相关性疾病儿童疫苗接种"指出：对于灭活疫苗，可应用于大剂量激素（≥ 2mg/kg 或 ≥ 20mg/d、2 周以上）或利妥昔单抗治疗的患儿，但推荐接种后进行抗原特异性抗体浓度的检测作为判断是否产生合适免疫反应的指标；应用大剂量激素和（或）免疫抑制剂和（或）生物制剂的患儿，不建议注射减毒活疫苗；但对个体患儿，要具体分析自然感染风险和疫苗感染风险的利弊而定。2012 年 KDIGO 指南中指出：激素剂量＜ 1mg/（kg·d）（＜ 20mg/d）或隔日 2mg/kg（隔日 40mg），或细胞毒性药物停药 3 个月以上，或免疫抑制剂停药 1 个月以上时，可行活疫苗（麻疹、腮腺

炎、风疹、水痘、轮状病毒）接种。专家组讨论认为：并非所有
的使用激素和（或）曾接受过免疫抑制剂治疗的患儿都禁止接种
活疫苗，需根据接种疫苗的益处（如可预防严重致死性感染）和
疫苗本身不良反应之间的平衡做出决定，但一定要慎重。

（杨　帆　蒋小云）

附录3：激素耐药型肾病综合征诊治循证指南（2016）

中华医学会儿科学分会肾脏学组

【前言】

激素耐药型肾病综合征（SRNS）是可进展至终末期肾病的儿童常见的肾脏疾病之一，由于其表现糖皮质激素耐药，治疗棘手，并发症多发，是威胁儿童的生命健康的重要疾病之一。2010年1月《中华儿科杂志》发表了"儿童常见肾脏疾病诊治循证指南（试行）（三）：激素耐药型肾病综合征诊治指南"，对规范该病诊治起到了积极作用。由于近年不断有新研究证据发表，学组于2016年通过全面查询、分析和评价新的研究证据、征求各方意见并充分讨论达成共识后，对2010年指南进行了修订（即本指南），旨在帮助临床医生为SRNS患儿选择当前相对较好的诊治方法。本指南主要适用于具有一定儿童肾脏病专业基础及接受过儿童肾脏专业培训或研修的临床儿科医师，尤其是为儿肾专科医师提供临床参考。在临床实践中，医师应参考本指南原则并结合具体病情对患儿进行个体化处理。

【证据来源】

本指南采用了 2010 年指南所检索的数据库。①外文：EMBASE、MEDLINE、Cochrane Library、Ovid 循证医学数据库。②中文：中国期刊全文数据库（CHKD）、中国生物医学文献数据库（CBMdisc）、中国生物医学期刊文献数据库（CMCC）、万方数据资源系统、中文科技期刊全文数据库（VIP）、中国循证医学 /Cochrane 中心数据库（CEBM/CCD）。③手工检索：已出版的国内、外原发性耐药型肾病综合征诊断与治疗指南。检索关键词为肾病综合征（nephrotic syndrome）和激素耐药（steroid-resistant）或分类（classification）或病理（pathology）或治疗（treatment）或 meta 分析（meta-analysis）或随机临床试验 [randomized clinical trials（RCT）] 或儿童（child or childhood）。相关英文和中文文献发表时间为 2008 年 9 月至 2015 年 12 月。文献纳入标准：①涉及的研究对象小于等于 18 岁。②关于 SRNS 病治疗相关指南、随机对照临床试验（RCT）、meta 分析和综述。文献排除标准：病例报道。

【证据评价】

本指南中的证据水平及推荐等级根据中华医学会儿科学分会

肾脏病学组的建议，参照欧洲心血管病学会提出的证据水平和推荐等级分级，其中证据水平分为 A、B、C 3 个级别，推荐等级分为 Ⅰ、Ⅱa、Ⅱb 和Ⅲ共 4 个等级。

【SRNS 定义】

SRNS 是指以泼尼松足量治疗＞4 周尿蛋白仍阳性，除外感染、遗传等因素所致者。又分为初始耐药（initial non-responder）和迟发耐药（late non-responder），后者指激素治疗 1 次或多次缓解后，再次足量激素治疗＞4 周尿蛋白仍阳性者。

【SRNS 病理类型】

SRNS 儿童可见各种病理类型，以非微小病变为主，包括局灶性节段性肾小球硬化（FSGS）、系膜增生性肾小球肾炎（MsPGN）、膜增生性肾小球肾炎（MPGN）、膜性肾病（MN）。NS 初治时见有微小病变（MCD），少部分患儿出现激素耐药，但由于儿童 NS 大部分表现为 MCD，基数较大，部分重复肾活检结果显示 MCD 可能为 FSGS 的早期改变，故 MCD 在 SRNS 中约占 10%～20%。免疫荧光以 IgM 或 C1q 沉积为主的肾病患儿常出现激素耐药。

【SRNS 治疗】

SRNS 的治疗相对棘手，需要结合患儿临床表现及并发症、肾脏病理改变、药物治疗反应、药物毒副作用、患儿个体差异，以及经济状况等多方面因素选择免疫抑制剂，严格掌握适应证，避免过度用药及因药物治疗带来的不良反应。治疗原则上首先进行激素序贯疗法，即以泼尼松足量治疗＞4周尿蛋白仍阳性时，可考虑以大剂量甲泼尼龙 [15～30mg/（kg·d）] 冲击治疗，每天1次，连用3d为1疗程，建议最大剂量不超过1.0g，冲击治疗结束后继续使用泼尼松 2mg/（kg·d）×11d（大剂量甲泼尼龙冲击＋足量口服共2周），如果尿蛋白转阴，参照《激素敏感型肾病综合征（SSNS）指南》进行泼尼松减量；如尿蛋白仍阳性，建议行肾活检，再根据不同病理类型选择免疫抑制剂，同时泼尼松隔日晨顿服 2mg/kg（泼尼松最大剂量不超过60mg），随后每2～4周减5～10mg，再以一个较小剂量长期隔日顿服维持，少数可停用 [C/ Ⅱ a]。

一、根据不同病理类型的治疗方案

SRNS 由于病理类型不同，对各种免疫抑制剂的治疗反应不同，其预后及自然病程有很大差别。因此，明确 SRNS 患儿的病理类型非常必要。一旦临床诊断明确，强烈推荐在有条件的单位尽早进行肾组织活检以明确病理类型。

不同病理类型 SRNS 的免疫抑制剂选择：在需要联合免疫抑制剂治疗时，应考虑不同药物的作用机制，采用多药联合理念，力求增加疗效和避免严重不良反应。推荐方案如下。

1. 病理类型为 MCD：儿童 MCD 绝大部分为 SSNS，少部分表现耐药，预后较 SSNS 差，数年后部分也可进展至终末期肾病。目前认为病理类型为 MCD 的 SRNS 患儿可首选钙调神经磷

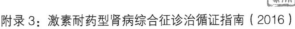

酸酶抑制剂（CNIs）如他克莫司或环孢素 A 进行初始治疗 [C/Ⅰ]。目前推荐可选择的药物治疗方法有：

（1）他克莫司：较环孢素 A 更为安全，其作用前者比后者理论上强 10～100 倍，是有效的免疫抑制剂，他克莫司治疗 SRNS（MCD）的缓解率达 84%～95%[C/Ⅰ]。

（2）环孢素 A：已被广泛应用于 SRNS 患儿的治疗，临床上不能耐受他克莫司治疗或者其他原因者，可选用环孢素 A，其缓解率也低于他克莫司 [B/Ⅰ]，但优于环磷酰胺等其他的免疫制剂。由于其肾毒性的不良反应（肾小管间质纤维化、高血压等）达 17%，以及多毛、牙龈增生等，限制了其广泛应用。

（3）环磷酰胺：观察静脉环磷酰胺冲击的完全缓解率可达 82.4%（B/Ⅰ）；口服环磷酰胺 8～12 周的缓解率为 70%（C/Ⅱa），结果表明静脉环磷酰胺冲击治疗较口服环磷酰胺效果更佳。

2. 病理类型为 FSGS：儿童 FSGS 预后差，数年 25%～30% 可进展至终末期肾病。蛋白尿是 FSGS 进展的重要因素，由于 FSGS 患儿蛋白尿自发缓解率很小（＜6%），因此药物治疗旨在控制蛋白尿。目前认为病理类型为 FSGS 的 SRNS 患儿可采用钙调神经磷酸酶抑制剂如他克莫司或环孢素 A 进行初始治疗 [C/Ⅰ]。目前推荐可选择的药物治疗方法有：

（1）他克莫司：是较环孢素更为安全、有效的免疫抑制剂，有 meta 分析结果显示，他克莫司是安全有效的治疗 SRNS-FSGS 的药物，总体缓解率 77%，仍有肾毒性的不良反应 [A/Ⅰ]。

（2）环孢素 A：应用于 SRNS 患儿的治疗，临床上可用于不能耐受他克莫司治疗者 [B/Ⅰ]，其肾毒性的不良反应同前。

（3）激素联合环磷酰胺治疗：大剂量甲泼尼龙冲击 1～3 疗程后，序贯泼尼松口服联合环磷酰胺静脉治疗（疗程 6 个月～1 年），17% 的患儿获完全缓解 [C/Ⅱb]；ISKDC（International Study of Kidney Disease in Children）的研究不推荐口服环磷酰胺用于 SRNS-FSGS 的治疗 [B/Ⅲ]。

（4）利妥昔单抗（Rituximab）：是一种针对 CD20 阳性的前 B 细胞的单克隆抗体，有研究显示表现为 SRNS 的部分 FSGS 患儿应用利妥昔单抗治疗有效 [C/Ⅰ]，但其缓解率要次于激素敏感及激素依赖组。目前还需要大样本多中心的研究来观察其确切的疗效。

（5）其他：尚有以长春新碱冲击、吗替麦考酚酯（MMF）口服等治疗的报道，有一定的临床疗效，但目前尚无较好的临床证据，有待大样本多中心对照观察其确切疗效。

3. 病理类型为 MsPGN：目前国内外尚缺乏有效的治疗方案，可参考选用激素联合静脉环磷酰胺冲击 [B/Ⅱb]、环孢素 A[C/Ⅱb]、他克莫司 [C/Ⅱb] 等治疗。

4. 病理类型为 MPGN：本型可进展为终末期肾病，随访 6～11 年中有 50% 的患儿进入终末期肾病，20 年则 90% 的患儿进入终末期肾病。可选用大剂量甲泼尼龙冲击序贯泼尼松和环磷酰胺冲击 [C/Ⅱa]，也可以考虑选用其他免疫抑制剂如环孢素

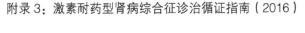

A[C/Ⅱb]，或他克莫司 [C/Ⅱb]，或 MMF[C/Ⅱb]，前述几种药物的选择是小样本且专家观点，有待多中心研究。

5. 病理类型为 MN：儿童原发性 MN 很少，少量患儿可部分或完全自发缓解，随访 10 年后 20%～30% 的患儿可发展至肾功能衰竭。成人 MN 治疗建议首选 ACEI 和（或）ARB 类药物，若大量蛋白尿、肾功能不断恶化或经上述治疗无明显好转，可选用环孢素 A 和低剂量泼尼松治疗至少 6 个月 [C/Ⅱa]，或咪唑立宾 [A/Ⅱa] 或他克莫司 [C/Ⅱb]。尚缺乏治疗儿童 MN 的经验。

6. 多药联合治疗：对于经上述治疗无效的患儿，经评估除外遗传性 SRNS、感染、血栓形成等并发症，可采用多药联合治疗。

二、在缺乏肾脏病理检查的情况下的治疗

2010 年前国内外学者将环磷酰胺作为 SRNS 的首选治疗药物，meta 分析结果表明大剂量环磷酰胺（500～750mg/m^2）与泼尼松 [1mg/（kg·d）] 联合治疗效果最好（B/Ⅰ）。本指南推荐采用小剂量泼尼松与 CNIs 联合作为 SRNS 的首选治疗药物，疗程至少 6 个月，如无效则停止使用；另外可选择大剂量环磷酰胺冲击治疗。

三、重视辅助治疗

ACEI 和（或）ARB 仍是重要的辅助治疗药物，不仅可以控制高血压，而且可以降低蛋白尿和维持肾功能或延缓肾功能进展；用于肾功能正常或者肾小球滤过率在慢性肾脏病临床分期Ⅰ～Ⅲ期的患儿。

治疗 SRNS 同时要注意并发症的处理。注意改善高凝状态，防止深静脉血栓形成，可预防性使用抗凝药物，如普通肝素或低分子肝素；有高胆固醇血症存在可考虑使用降脂药物，如他汀类药物；有肾小管与间质病变的患儿可加用冬虫夏草制剂，其能改善肾功能，减轻毒性物质对肾脏的损伤，同时可以降低血液中的胆固醇和甘油三酯，减轻动脉粥样硬化；伴有肾功能不全可应用大黄制剂。

四、常用药物使用方法

1. 甲泼尼龙冲击：剂量为 15 ～ 30mg/（kg·次）（最大量 ≤ 1.0g），置于 5% 葡萄糖注射液 100ml 中静脉滴注，维持 1 ～ 2h，连用 3d 为 1 个疗程，间隔 1 周可重复使用，一般应用 1 ～ 3 个疗程 [C/ II a]。冲击后继续口服泼尼松。

注意事项：短时间内静脉注射大剂量甲泼尼龙（10min 内给予大于 500mg），会引起心律失常与心脏停搏等，建议在使用过程中进行心电监护，使用时间至少 30min 以上，每天最大剂量不超过 1.0g。下列情况慎用甲泼尼龙治疗：①伴活动性感染；②高血压及高眼压；③有胃肠道溃疡或活动性出血者。

2. 他克莫司：他克莫司和环孢素 A 通过抑制钙调蛋白依赖的蛋白磷酸酶活性，通过活化 T 细胞的核因子（NF-AT）进而抑制 T 辅助细胞 CD4 的活化及增殖，下调多种细胞因子的产生，特别是阻断 T 细胞产生 IL-2，因而发挥免疫抑制作用。另外，他克莫司可以通过非免疫作用稳定足细胞骨架（TRPC6、

Synaptopodin)，从而改善蛋白尿。剂量为 0.05 ～ 0.15mg/（kg·d），每 12h 1 次，空腹，于服药后 1 周查他克莫司血药浓度，维持谷浓度在 5 ～ 10μg/L，诱导期 6 个月，治疗 6 个月如未获得完全缓解则可停药，如获得部分缓解可继续使用 CNIs 药物至 12 个月；蛋白尿缓解后渐减量，每 3 个月减 25%，低剂量维持 12 ～ 24 个月 [C/Ⅰ]。KDIGO 肾小球肾炎指南建议他克莫司联合小剂量激素，疗效高于单独使用他克莫司。

3. 环孢素 A：

（1）诱导缓解阶段：初始剂量 4 ～ 6mg/（kg·d），每 12h 1 次，空腹，于服药后 1 周查环孢素 A 血药浓度，维持谷浓度 100 ～ 200μg/L，如＜ 100μg/L 时，可增加环孢素 A 剂量 1mg/（kg·d）；如＞ 200μg/L 时则减少环孢素 A 剂量 0.5 ～ 1mg/（kg·d）。诱导期 6 个月，治疗 6 个月如未获得部分或完全缓解则可停药，如获得部分缓解可继续使用 CNIs 药物至 12 个月，蛋白尿缓解后渐减量。

（2）巩固维持阶段：环孢素 A 应缓慢减量，每月减少 0.5mg/kg 或每 3 个月减 25%，减至 1mg/（kg·d）时维持，总疗程 1 ～ 2 年 [C/Ⅱb]，KDIGO 肾小球肾炎指南建议环孢素 A 联合小剂量激素，疗效高于单独使用环孢素 A。注意事项：因 CNIs 如他克莫司或环孢素 A 可致肾小管间质的损伤，用药期间需监测药物浓度；同时建议每 3 个月监测肾功能（包括肾小管功能）1 次，如果血肌酐较基础值增高＞ 30%（即便这种增加在正常范围内）

或伴有肾小管功能异常时，应将 CNIs 剂量减少 25% ～ 50% 或停药；当肾功能迅速下降、血肌酐增加与尿蛋白减少相分离、接受 CNIs 治疗 2 年以上时应考虑肾活检以及时发现肾毒性的组织学依据。

4. 环磷酰胺：作为细胞毒药物，有助于延长缓解期及减少复发，可改善激素耐药者对激素的效应。环磷酰胺定向作用于免疫细胞，抑制细胞分化、增殖，大剂量环磷酰胺能抑制 Ts 细胞（CD8）且作用持久。有条件时可在使用环磷酰胺前检查细胞亚群如 CD4 与 CD8，CD8 增高者选择大剂量环磷酰胺将会获得更理想的治疗效果。

（1）大剂量环磷酰胺静脉冲击疗法有两种：第 1 种：环磷酰胺剂量 8 ～ 12mg/（kg·d），置于生理盐水 100ml 静脉滴注，维持 1 ～ 2h，连用 2d，每 2 周重复 1 次。第 2 种：环磷酰胺剂量 500 ～ 750mg/（m²·次），置于生理盐水 100ml 中缓慢静脉滴注，维持 1 ～ 2h，每月 1 次，以上两种疗法达到累积量停药，用药期间需水化碱化治疗（用 1/4 ～ 1/5 张力液 30 ～ 50ml/kg，液体量控制在 1000ml/m²，以维持足够尿量，防止出血性膀胱炎），应注意多饮水。

（2）口服环磷酰胺：剂量为 2 ～ 3mg/（kg·d），分次口服，疗程 8 ～ 12 周，总体疗效较差 [C/Ⅱa]。注意事项：应用本药要注意近期不良反应（如胃肠道反应、骨髓抑制、肝功能损伤、出血性膀胱炎等），并严格掌握总累积量（累积量 168mg/kg），以防止远期对性腺的损伤。

5.MMF：剂量为 20～30mg/（kg·d），分两次口服，诱导期 4～6 个月，建议诱导剂量后每 3～6 个月减少 10mg/（kg·d）维持治疗，总疗程 12～24 个月。连续使用 MMF 4 个月无效者可列为 MMF 耐药 [C/Ⅱb]。注意事项：MMF 不良反应主要有胃肠道反应和感染，少数患儿出现潜在的血液系统骨髓抑制（如贫血、白细胞减少）及肝脏损伤等。

6. 雷公藤中成药制剂：由于其对儿童性腺的抑制等不良反应，2012 年 10 月 18 日国家食品药品监督管理局要求修订雷公藤中成药制剂说明书，禁忌证包括儿童、育龄期有孕育要求者、孕妇和哺乳期妇女。本指南对儿童 SRNS 不再推荐使用。

（高春林　夏正坤）

附录4：《激素耐药型肾病综合征诊治循证指南（2016）》解读

为与时俱进地反映当前最佳临床实践证据，中华医学会儿科学分会肾脏学组通过讨论，在分析、评价新进展和新证据的基础上，对2010年1月发布的"儿童常见肾脏疾病诊治循证指南试行（三）：激素耐药型肾病综合征诊治指南"进行了修订，为更好地促进和规范我国儿童肾脏病的诊治提供指导。

一、关于激素耐药型肾病综合征的诊断

1. 激素耐药型肾病综合征（SRNS）的定义在2010年发布的中华医学会儿科学分会肾脏病学组诊治指南定义的基础上进行延伸，即：以泼尼松足量治疗＞4周尿蛋白仍阳性，除外感染、遗传等因素所致者。又分为初始耐药（initial non-responder）和迟发耐药（late non-responder），后者指激素治疗1次或多次缓解后，再次足量激素治疗＞4周尿蛋白仍阳性者。该定义来源于《尼尔

逊儿科学》教材、2008 年"全国儿科慢性肾脏病诊治指南专题研讨会"的专家共识与 2012 版 KDIGO 指南，充分考虑了儿童肾病综合征对糖皮质激素（以下简称激素）治疗的反应性并尽可能减少激素的不良反应。

2. 2016 版指南强调足量泼尼松治疗，是指每天、连续使用泼尼松或其他等效剂量的中效激素 2mg/（kg·d），诱导缓解期建议分次服用激素，最大剂量不超过 60mg（按泼尼松计），4 周尿蛋白无缓解，但必须评估是否同时存在其他导致激素耐药的因素，如感染（尤其是乙型肝炎、结核感染等），深静脉血栓形成等。一旦去除影响因素，明确诊断为 SRNS 后，需尽早进行肾活检，明确病理类型，一方面了解病变程度，指导治疗的调整及预后的判断；另一方面可除外 Alport 综合征等遗传性疾病，避免过度使用免疫抑制剂。在导致 SRNS 的各型病理分型中，局灶性节段性肾小球硬化症（FSGS）、系膜增生性肾小球肾炎（MsPGN）、膜增生性肾小球肾炎（MPGN）、膜性肾病（MN）、微小病变（MCD）等均可见，但文献显示病理类型以 FSGS 占主要，此病理类型表现多药耐药概率较高，可进展至终末期肾病。另外，免疫荧光以 IgM 或 C1q 系膜区沉积为主的肾病患儿常出现激素耐药。2016 版指南建议，对于 SRNS 除尽早肾活检外，对于高度怀疑遗传性或先天性肾病综合征者，应尽早行基因检测，避免过度使用免疫抑制剂。

二、关于治疗

1. 激素的序贯疗法。给予大剂量甲泼尼龙 [15 ～ 30mg/（kg·d）] 冲击治疗，1 次 /d，连用 3d 为 1 疗程，建议最大剂量不超过 1.0g，冲击治疗结束后继续使用泼尼松 2mg/（kg·d）×11d（即激素冲击＋足量口服共 2 周），在实际操作中，由于大剂量甲泼尼龙冲击治疗可能造成严重后果，如感染、高血压、惊厥等，故建议严格控制剂量，建议不超过 500mg，掌握适应证与禁忌证。

2. 如果经冲击甲泼尼龙治疗后 2 周尿蛋白无缓解，应加用免疫抑制剂，首选的免疫抑制剂为钙神经蛋白酶抑制剂，包括他克莫司或环孢素 A，2012 版之前的各国指南均建议首选环孢素 A，2012 版 KDIGO 指南建议起始治疗首选他克莫司，原因：①多个针对 SRNS 的研究显示，他克莫司在有效性和安全性方面均优于环孢素 A，而较少高血压、多毛、牙龈增生、肾毒性等不良反应；②他克莫司治疗 SRNS 显示较高的缓解率，显著高于环磷酰胺、环孢素 A、霉酚酸酯等；③部分国家（如加拿大）的指南（2013 年）将二者列为并列位置。他克莫司是一种新型高效的免疫抑制剂，其作用是环孢素 A 的 10 ～ 100 倍，此次 2016 指南也调整为起始治疗首选他克莫司。

（1）2016 版指南建议他克莫司剂量从小剂量开始，0.05mg/（kg·d），1 次 /12h，空腹，于服药后 1 周查他克莫司血药谷浓度，维持谷浓度在 5 ～ 10μg/L，此次修订将监测血浓度时间由

1 ～ 2 周改为 1 周，是由于根据药代动力学，服药 3d 即可达到稳态浓度，监测血浓度时间改为 1 周，既能达到血浓度检测要求，又可以尽早实现必要的剂量调整，节省患儿等待调整药物的时间。

（2）他克莫司疗效与服药时间、高脂血症、他克莫司代谢的基因型等密切相关。故要求服药时间为进食前 1h 或进食后 2 ～ 3h，限制高脂肪饮食；同时可在用药前检测患儿的他克莫司代谢酶细胞色素 P450（CYP3A5）基因第三内含子 A6986G，突变型为 3/3 型（即 G/G）较 1/1（即 A/A）与 1/3 型（即 A/G）浓度更容易达到治疗浓度。

（3）经他克莫司治疗后尿蛋白缓解，诱导期 6 个月，维持巩固期推荐长程小剂量维持，病情稳定时，他克莫司小剂量维持期间不需要测浓度，最长报道使用时间为 80 个月，其不良反应包括：腹泻、惊厥发作、严重感染、可逆性后白质脑病等。当发生上述不能耐受的不良反应时应停药。如果患儿尿蛋白已经转阴而他克莫司血浓度未达治疗浓度，可以不增加剂量，他克莫司治疗至少 6 个月，6 个月获得部分缓解，可将疗程延长到 12 个月，而后减量。治疗过程中要注意监测肾功能（包括肾小管功能），诱导期 6 个月，如果血肌酐较基础值增高＞ 30%（即便这种增加在正常范围内）或伴有肾小管功能异常时，应将他克莫司剂量减少 25% ～ 50% 或停用；当肾功能迅速下降、血肌酐增加与尿蛋白减少相分离、接受他克莫司治疗 2 年以上时应考虑肾活检以及时发现肾毒性的组织学依据。

（4）建议环孢素 A 用于不能耐受他克莫司治疗的患儿，使用方法和注意事项同他克莫司。目前建议诱导期至少 6 个月，治疗 6 个月无效的应停用环孢素 A，此指南由 3 个月改为 6 个月，是由于既往针对环孢素 A 的指南推荐为 3～6 个月的时间，也有临床证据支持。

（5）在选择他克莫司治疗时，泼尼松减到 2mg/（kg·d）隔日 1 次，与他克莫司同时使用，部分患儿疗效优于单用他克莫司。

3. 此次指南将环磷酰胺作为 CNIs 之后的选择，是根据近 6 年的多个 RCT 及回顾性分析的结论，环磷酰胺的缓解率低于 CNIs，具体用药方法及注意事项同前，但需严格掌握总累积量 168mg/kg，主要是考虑性腺问题。

4. 利妥昔单抗是一种针对 CD20 阳性前 B 细胞的单克隆抗体制剂，近年来治疗 SRNS 的研究显示，对其他免疫抑制剂无效的患儿，有部分患儿可获得缓解，但缺乏随机大样本量的研究，其不良反应的观察也缺乏长时间的数据支持。其缓解率较 SSNS/FRNS 组低，因此有待更大更有说服力的研究。具体使用方法及疗程无统一规范，专家共识建议使用方法为：① 375mg/m^2，静脉输注，每周 1 次，共 1～4 次；②也可采用每半年 1 次静脉输注。监测 CD20 阳性细胞计数，初次检测低于 100 个/ml 暂不输注，治疗过程中注意过敏反应及生命体征监测，半年内监测继发少见菌感染。

5. 霉酚酸酯诱导期 4 ～ 6 个月，指连续使用霉酚酸酯 4 个月尿蛋白减少者，需继续连续使用 6 个月；如连续使用霉酚酸酯 4 个月无效者可列为霉酚酸酯耐药。

6. 雷公藤中成药制剂曾经被用于治疗儿童 SRNS，2012 年 10 月 18 日国家食品药品监督管理局修订雷公藤中成药说明书，禁忌项中禁用者包括儿童、育龄期有孕育要求者、孕妇和哺乳期妇女，因而雷公藤中成药制剂不再纳入治疗指南。

7.SRNS 按上述流程治疗无效时，需考虑到基因的检测。SRNS 在治疗中如果患儿有家族史或表现多药耐药，要注意遗传性 SRNS 的排查与基因检查，国外以检查 *NPSH2* 和 *WT1* 基因为主，而事实上多种基因异常可致 SRNS，随着技术的进步，我国可以进行相关的基因检查，如果证实为基因异常，可以避免使用较多的免疫抑制剂，造成严重感染等不良后果。

8. 多药联合治疗：对于经上述治疗无效的患儿，经评估除外遗传性 SRNS、感染、血栓形成等并发症，可采用多药联合治疗，如激素 +CNIs+ 环磷酰胺，激素 +CNIs+ 霉酚酸酯，激素 +CNIs+ 利妥昔单抗，激素 + 霉酚酸酯 + 利妥昔单抗 [C/ Ⅱ a]，但目前缺乏大样本的证据，有待进一步临床验证。

（高春林　夏正坤）

出版者后记
Postscript

　　科学技术文献出版社自 1973 年成立即开始出版医学图书，40 余年来，医学图书的内容和出版形式都发生了很大变化，这些无一不与医学的发展和进步相关。《中国医学临床百家》从 2016 年策划至今，感谢 600 余位权威专家对每本书、每个细节的精雕细琢，现已出版作品近百种。2018 年，丛书全面展开学科总主编制，由各个学科权威专家指导本学科相关出版工作，我们以饱满的热情迎来了《中国医学临床百家》丛书各个分卷的诞生，也期待着《中国医学临床百家》丛书的出版工作更加科学与规范。

　　近几年，中国的临床医学有了很大的发展，在国际医学领域也开始崭露头角。以北京天坛医院牵头的 CHANCE 研究成果改写美国脑血管病二级预防指南为标志，中国一批临床专家的科研成果正在走向世界。但是，这些权威临床专家的科研成果多数首先发表在国外期刊上，之后才在国内期刊、会议中展现。如果出版专著，又为多人合著，专家个人的观点和成果精华被稀释。为改变这种零落的展现方式，作为科技部所属的唯一一家出版机构，我们有责任为中国的临床医生提供一个系统展示临床研究成果的舞台。为此，我们策划出版了这套高端医学专著——《中国医学临床百家》丛书。

"百家"既指临床各学科的权威专家，也取百家争鸣之义。

丛书中每一本书阐述一种疾病的最新研究成果及专家观点，按年度持续出版，强调医学知识的权威性和时效性，以期细致、连续、全面展示我国临床医学的发展历程。与其他医学专著相比，本丛书具有出版周期短、持续性强、主题突出、内容精练、阅读体验佳等特点。在图书出版的同时，同步通过万方数据库等互联网平台进入全国的医院，让各级临床医师和医学科研人员通过数据库检索到专家观点，并能迅速在临床实践中得以应用。

在与作者沟通过程中，他们对丛书出版的高度认可给了我们坚定的信心。北京协和医院邱贵兴院士说"这个项目是出版界的创新……项目持续开展下去，对促进中国临床学科的发展能起到很大作用"。中国人民解放军第二军医大学孙颖浩校长表示"我鼓励我国的泌尿外科医生把自己的创新成果和宝贵的经验传播给国内同行，我期待本丛书的出版"；北京大学第一医院霍勇教授认为"百家丛书很有意义"。我们感谢这么多临床专家积极参与本丛书的写作，他们在深夜里的奋笔，感动着我们，鼓舞着我们，这是对本丛书的巨大支持，也是对我们出版工作的肯定，我们由衷地感谢作者的支持与付出！

在传统媒体与新兴媒体相融合的今天，打造好这套在互联网时代出版与传播的高端医学专著，为临床科研成果的快速转化服务，为中国临床医学的创新及临床医师诊疗水平的提升服务，我们一直在努力！

科学技术文献出版社